Almut Tobis und Norbert Poeplau

Heilkraft aus dem Bienenstock

Gedruckt auf
100% Recyclingpapier

Almut Tobis und Norbert Poeplau

Heilkraft aus dem Bienenstock

Selbst gemachte Naturheilmittel aus wesensgemäßer Bienenhaltung

pala verlag

Dieses Buch möchten wir dankend den Bienenvölkern widmen. Sie haben sich über Jahrmillionen zu einem Quell großer Heilwirkung für uns Menschen entwickelt. Wir wünschen ihnen auch in Zukunft wertschätzende Beachtung und Interesse für ihr Wirken im Naturzusammenhang.

Weder die Autoren noch der pala-verlag übernehmen die juristische Haftung für die in diesem Buch getroffenen medizinischen Aussagen; sie ersetzen nicht die diagnostische Beurteilung und den therapeutischen Rat in der Arzt- oder Naturheilkundepraxis. Die Umsetzung und Anwendung der hier vorgestellten Inhalte bzw. Rezepturen sind gänzlich in die Eigenverantwortung der Leserschaft gestellt.

Inhalt

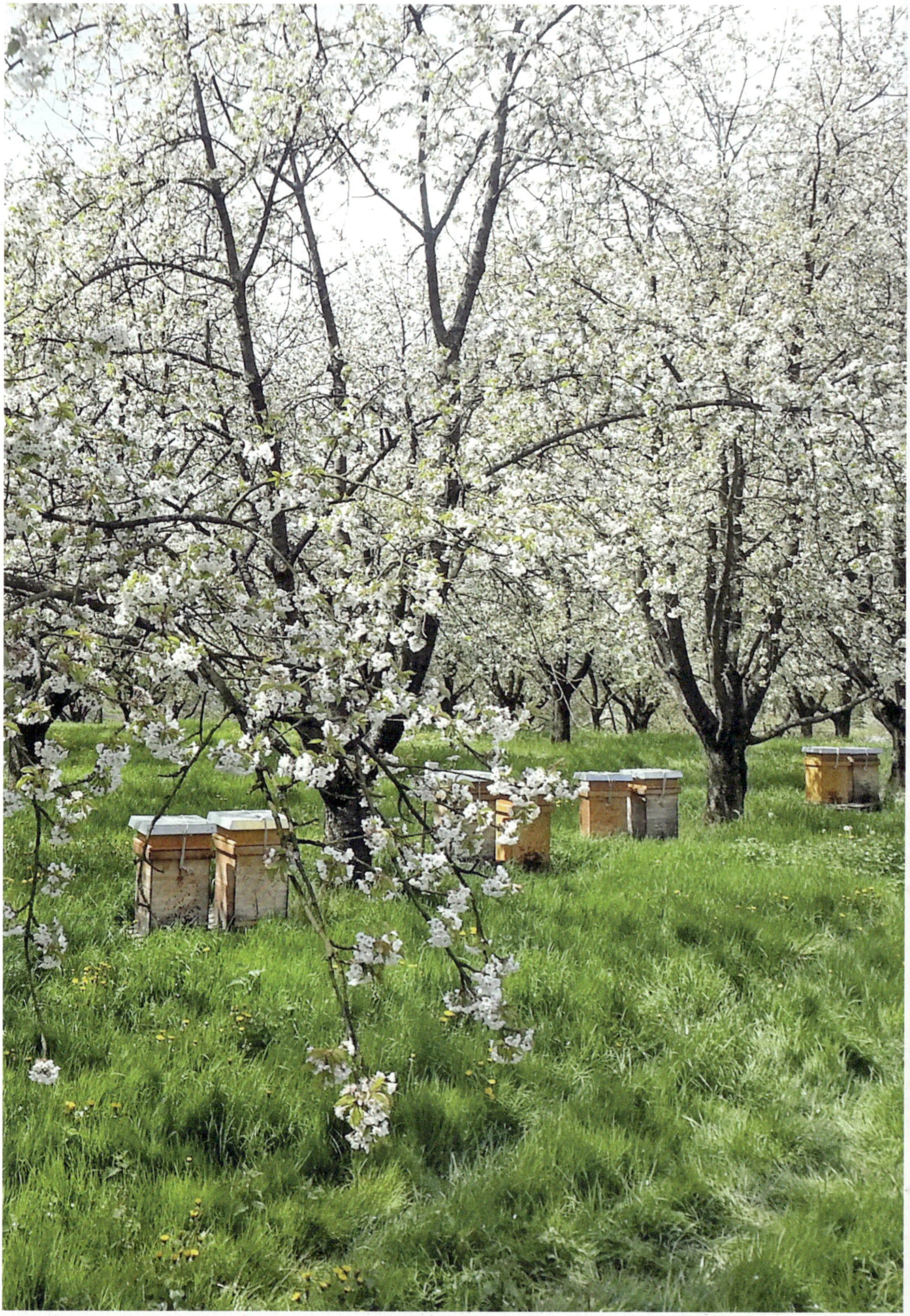

Vorwort Sarah Wiener

Bienen sind Wunderwesen.

Das habe ich gemerkt, als ich vor sieben Jahren zu imkern angefangen habe. Durch meinen Imkerlehrer (und mittlerweile guten Freund) Norbert Poeplau konnte ich meinen damaligen Blick auf die Honigbiene erweitern und auch die bisherigen Überzeugungen infrage stellen. Bis dahin hatte ich Angst vor Bienenstichen, der Irrationalität eines unberechenbaren Insektes, das sich zuhauf jede Minute unmotiviert auf mich stürzen könnte und dem ich mühsam und mit Gewalt den begehrten Honig klauen müsste.

Es geht aber auch anders.

Ich machte die Erfahrung, dass der Superorganismus eines Bienenvolkes mit mir kommuniziert, so wie ich es mit meinen Nachbarn machen würde: Bist Du gut zu mir, bin ich gut zu Dir. Bienen sind friedvolle Wesen, wenn man ihre Bedürfnisse respektiert.

Noch beeindruckender: Alle Bienenprodukte, die sie produzieren – Honig, Wachs, Propolis, selbst Geleé royale –, sind für uns wahre Heilmittel.

Dieses Buch wird Ihnen eine umfassende Einführung und Mittel in die Hand geben, sich selbst und anderen etwas Gutes zu tun.

Durch das Kochen mit frischen Zutaten seit vielen Jahrzehnten habe ich erfahren, wie befriedigend und heilsam es ist, durch eigenes individuelles Werk Selbstwirksamkeit und Kontrolle über die eigene Körpersouveränität zu erfahren.

Handwerk verbindet uns nicht nur mit allen Sinnen, sondern auch mit unserer Mitwelt und ist eine der letzten Möglichkeiten, einen Ausdruck unserer Individualität in der Vielfalt zu finden. Dieses Bewahren der Individualität in der Vielfalt – unter dem Boden, auf dem Acker, im Darm, in unserem eigenen Ökosystem und unter allen Menschen – hat mich 2019 motiviert, in die Europapolitik zu gehen und im Agrar- und im Umweltausschuss des Europäischen Parlaments genau dafür zu kämpfen: dass das Handwerk, die Vielfalt an Anbausystemen, Samenarten und -sorten, Tierrassen und eine giftfreie Mitwelt geschützt und gefördert werden. Für gutes Handwerk und guten Ertrag sind jedoch gute, frische, möglichst giftfreie Urprodukte nötig.

In meinem eigenen Garten baue ich, neben vielen verschiedenen Obstarten und -sorten an Sträuchern und Bäumen, lustvoll verschiedene Tomaten-, Zucchini-, Bohnen- und Paprikasorten an. Meine reiche Ernte habe ich auch meinen Honigbienen zu verdanken, die im Verborgenen ohne großes Aufsehen eine immense Bestäubungsleistung vollbringen.

Neben dem sinnlichen Frischkochen und Einwecken, welche mich erden und mir das Gefühl geben, mit meiner Mitwelt verbunden zu sein und Gutes zu tun, habe ich eine persönliche Schwäche für Honig und Propolis.

Mit Freude produziere ich meine eigenen Propolismischungen mit verschiedenen Bioschnäpsen und ich ersetze Zucker durch Honig, wo immer es geht. Mein Sohn hat mir aus meinem Wachs und meinen Lavendelblüten duftendes Holzschutzmittel für meine Stühle und Tische hergestellt.

Nichts erzeugt eine größere Befriedigung, als zu wissen, woher die Produkte kommen, was in den Produkten enthalten ist und dass ich Herrin des ganzen Prozesses bin. Nichts macht mehr Freude, als meine Werke mit anderen zu teilen, so wie es auch mit einem gut gekochten frischen Mahl ist.

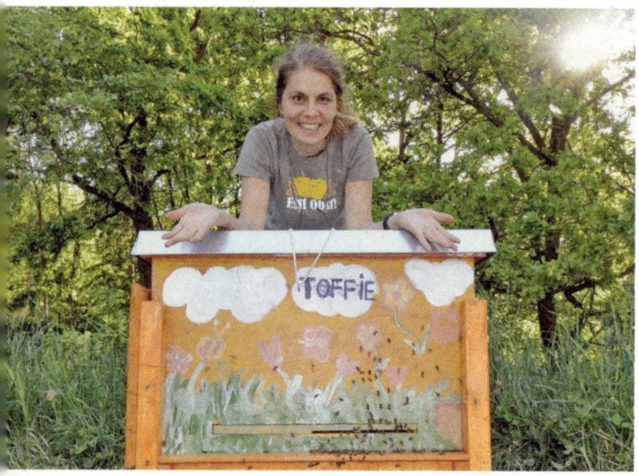

Das Wissen, dass gute Urprodukte gutes Handwerk benötigen und umgekehrt, geht in einer industrialisierten, normierten und digitalisierten Welt immer mehr verloren.

Sie halten hier nun ein Buch in der Hand, von dem Sie vieles lernen werden, dessen Wissen Sie aber auch praktisch und einfach anwenden können – und somit zur Schönheit und Vielfalt in Ihrem eigenen Leben beitragen können. Diese Erfahrung kann nicht nur heilend für Ihren Körper und für Ihren Geist, sondern gerade auch für Ihre Seele sein.

Ich wünsche Ihnen viel Freude beim Lesen und beim Umsetzen der einen oder anderen Anregung.

Sarah Wiener

Zwei wesentliche Begegnungen mit Bienen

Als ich im Alter von ungefähr zehn Jahren mit meinen Freunden auf dem Fahrrad das Umland unserer kleinen Stadt durchstreifte, sah ich an einem Strauch einen riesigen, überdimensionalen Zapfen hängen, der mich magisch anzog. Als ich dort angekommen war, sah ich, dass es gar kein Zapfen war, sondern ein ganzer Bienenschwarm. Der Zweig, an dem der Schwarm hing, bog sich unter dem Gewicht, aber die Bienentraube blieb ganz ruhig. Nur wenige Bienen flogen herum, ließen sich aber auch bald wieder auf den vielen Körpern ihrer Artgenossen nieder, die diese zusammenhängende Traube oder eben diesen Zapfen bildeten. Leider kannte ich keinen Imker, den ich fragen konnte, denn in meinem Kopf stieg der Gedanke auf, eine Kiste zusammenzunageln und den Bienen ein Zuhause zu geben. Am Ende entschied ich aber: Wenn die Natur den Schwarm hier hingehängt hat, wird sie wohl viel besser als ich wissen, wie es für ihn weitergehen kann. Heute denke ich, dieser Respekt vor Naturzusammenhängen war mein erster Gedanke in Richtung einer wesensgemäßen Bienenhaltung, die ich heute als Imkermeister mit 300 Bienenvölkern für den gemeinnützigen Verein Mellifera e.V. betreibe.

Ein anderes zentrales Erlebnis folgte, als ich einige Jahre später neben einem erfahrenen Imker stand, der den Deckel einer seiner Beuten öffnete. Erstmalig stieg mir dieser unbeschreibliche, warme Duft der Bienenstockluft in die Nase. Es schien mir, als wenn der Duft durch die Nase gleich bis in die hinterste Ecke meines Denkens dränge. Mit der Wahrnehmung dieses Dufts war für mich umfassend die Erkenntnis verbunden: Alles, was in diesem Bienenstock ist, ist gut. »Gut« im Sinne von »gesund, kann heilen, das gibt mir Kraft«. Danach war mir klar, dass die Bienenprodukte und alles, was in einem Bienenkasten vor sich geht, damit dieser Duft hervorgebracht werden kann, sicher hochinteressant sind.

Norbert Poeplau

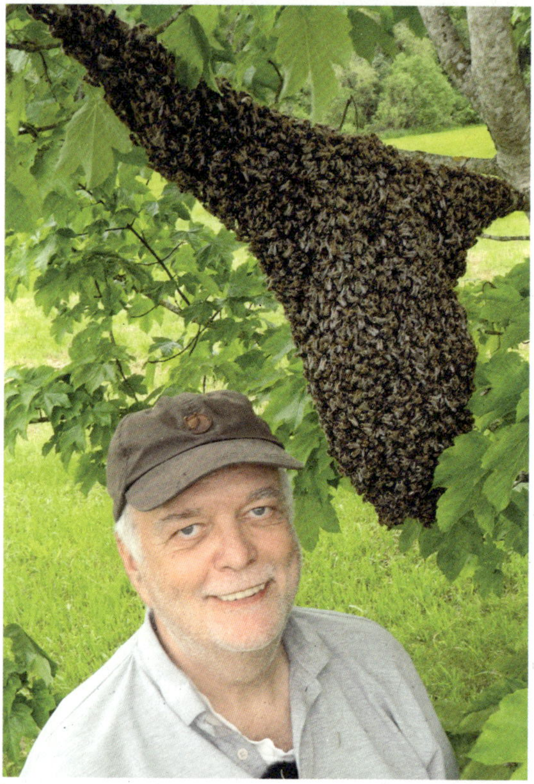
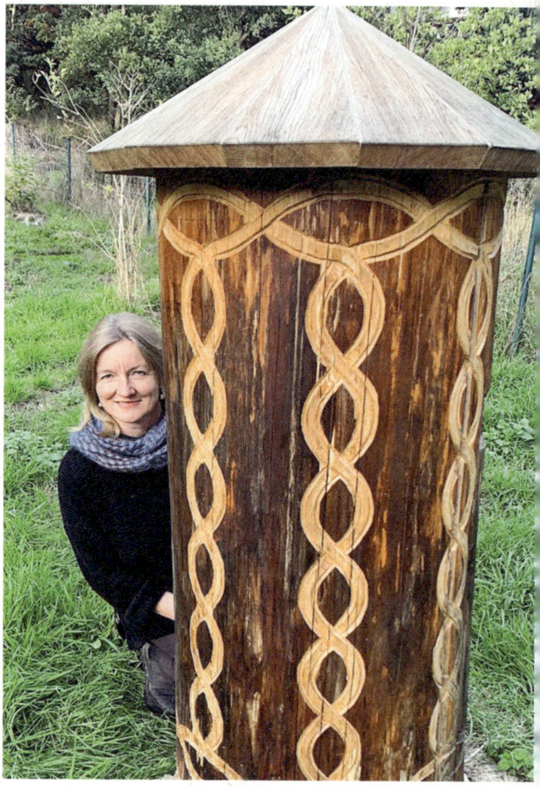
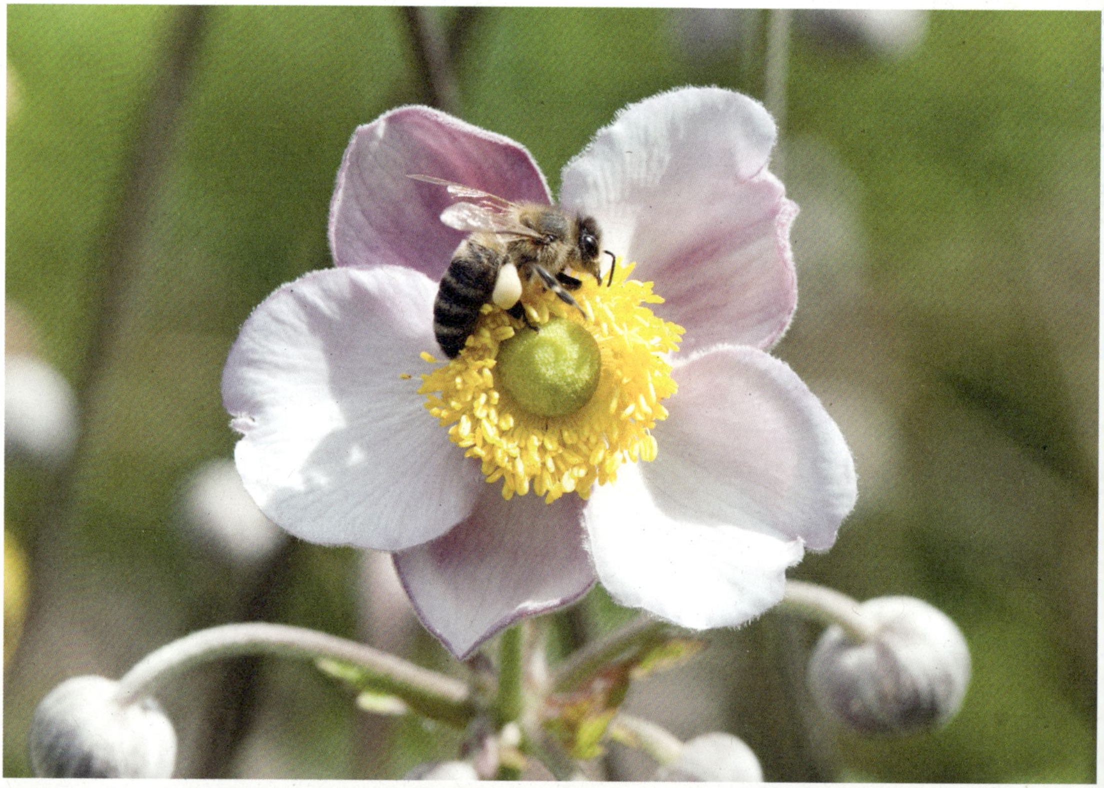

Wunderbare Bienenalchemie

Bienen sind Alchemistinnen. Sie beschenken uns mit Heilmitteln wie Propolis, Bienengift, Pollen und Wachs. Die Alchemisten haben in früheren Jahrhunderten Naturprodukte unter anderem in Heilmittel verwandelt, indem sie diese veredelten und ihren ursprünglichen Wert noch steigerten. Ähnliches leisten die Bienen. Honig beispielsweise, der weiterverarbeitete Nektar, ist ein wertvolles Nahrungsmittel und ein Heilmittel zugleich.

Der Buchmarkt bietet bereits einige Titel zum Thema Apitherapie, der medizinischen Anwendung von Bienenprodukten: von wissenschaftlichen Darstellungen bis hin zu Büchern, welche Verarbeitungsvorschläge von Wachs oder Propolis für interessierte Laien oder die Freizeitimkerei machen. Dieses Buch stellt wichtige Aspekte der wesensgemäßen Bienenhaltung vor und beschreibt Rezepturen für handgemachte Haus- und Heilmittel, welche großteils von Almut Tobis im Rahmen ihrer ärztlichen Tätigkeit entwickelt wurden und erfolgreich angewendet werden.

Die einzelnen Bienenprodukte, Honig, Blütenpollen, Bienengift, Wachs, Propolis und Gelée royale, werden der Reihe nach vorgestellt. Wir möchten dazu anregen, deren Qualitäten wertzuschätzen und sie, wenn es tierethisch vertretbar ist, selbst zu Haus- und Heilmitteln zu verarbeiten und bewusst einzusetzen. Schon das Selbermachen ist ein erster Schritt zu mehr Wohlbefinden. Die Herstellung schult die eigene Beziehung zu den Ausgangssubstanzen und diese werden bewusster wahrgenommen.

Die Bienenprodukte werden vor dem Hintergrund ihrer Herkunft aus der Natur, ihrer Funktion im Bienenstock und ihrer achtsamen Gewinnung jeweils aus dem Blickwinkel des Imkers Norbert Poeplau und der anthroposophischen Ärztin Almut Tobis betrachtet. Wir möchten Anregungen geben, der Integrität des Bienenvolks als einer Einheit zu begegnen. Dieses gebraucht ja Wachs, Honig oder Propolis zum eigenen Wohlergehen der Gemeinschaft. Es sammelt oder erzeugt sie selbst und nutzt sie für Funktionen des Gesamtorganismus, des Biens. Und weil die Natur, wenn wir respektvoll mit ihr umgehen, im Überfluss produziert, können wir einen Teil der wertvollen Bienenprodukte ernten.

Alle hier vorgestellten Bienenprodukte besitzen eine Bedeutung in einer Reihe volksheilkundlicher Traditionen. Aus diesen heraus sind sie schon seit langer Zeit mit Heilwirkungen bei entsprechenden Anwendungsgebieten in vielen unterschiedlichen Kulturen dieser Welt verknüpft. Die moderne Naturwissenschaft hat in zahlreichen Fällen mithilfe molekularbiologischer Erkenntnisse dazu beitragen können, die Heilwirkungen zu erklären. Andererseits gibt es in wissenschaftlichen Darstellungen und offiziellen Stellungnahmen von behördlicher Seite einzelne Aussagen, welche diesen Erkenntnissen widersprechen oder sich über gewonnene Forschungsergebnisse hinwegsetzen. Einige der Behandlungsmethoden wie die Homöopathie werden scharf kritisiert. Wir können die konträren Aussagen in diesem Buch nicht ausführlich auf einer wissenschaftlichen Ebene erörtern. In den jeweiligen Kapiteln wird darauf hingewiesen, wenn es bestimmte Aspekte in der Anwendung der Mittel zu beachten gibt.

Wir wenden uns mit unserem Buch an medizinische Laien und Therapeutinnen und Therapeuten, welche sich für das Bienenvolk als Organismus interessieren und sich über die Verarbeitungsprozesse in eine innere Begegnung mit dem Bienenvolk und seinen Produkten begeben möchten, um daraus Haus- und Heilmittel selbst herzustellen. Keine Berücksichtigung finden in diesem Buch die Honigmassage sowie die Stocklufttherapie, da wir hiermit zu wenig Erfahrung gesammelt haben.

Wie der Untertitel des Buchs verrät, beziehen wir uns auf die »wesensgemäße Bienenhaltung«. Was heißt dies konkret? Am Anfang steht die Suche nach dem Verständnis des Bienenwesens, welche die Orientierung für die Bienenhaltung und die Gewinnung von Bienenprodukten sein sollte. Weiter kann man die Frage nach dem Wesen der einzelnen Bienensubstanzen (wie Honig, Wachs und Propolis) stellen. Die hierbei gewonnenen Erkenntnisse sollen dann die Grundlage für die Weiterverarbeitung bilden.

Dieses Buch gründet auch auf dem Gedanken, dass Heilsames für den Menschen auch heilsam für die Erde mit ihrer Tier- und Pflanzenwelt sein sollte bzw. dass die einzelnen Naturreiche nur theoretisch – jedoch nicht praktisch – voneinander getrennt betrachtet werden können. Die Situation der Honigbienen ist weltweit sehr bedrohlich. Die vielschichtigen Folgen der intensiven Landwirtschaft, der Globalisierung sowie ein Imkereiwesen, welches stark von wirtschaftlichen Interessen geleitet ist und auf maschinelle Betriebs-

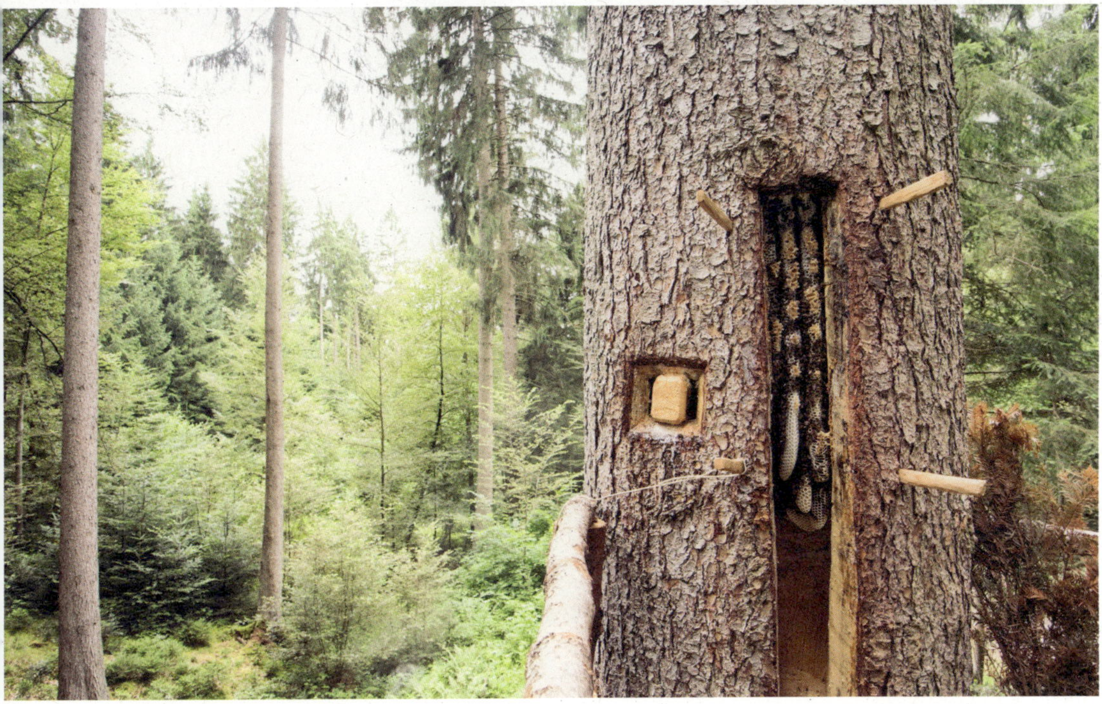

Bienenhaltung in Zeidlerbäumen wird inzwischen aus ökologischen Gründen wieder erprobt.

weisen setzt, um möglichst einfach möglichst viel Honig zu produzieren, haben zahlreiche Bienenrassen der Erde deutlich geschwächt. Oder man denke beispielsweise an eine Form der Bienenhaltung in den USA, welche lediglich zur Bestäubung von Monokulturen betrieben wird. Die Völker werden über Tausende von Kilometern mit dem LKW transportiert, und am Ende der Saison werden die in ihrer Lebenskraft stark geschwächten Bienen teilweise vernichtet. Markus Imhoof hat dies in seinem Dokumentarfilm *»More than honey«* eindrucksvoll dargestellt.

Neben der Komplexität der Ursachen und der daraus resultierenden Schwierigkeit, den Bienen zu helfen, ist die Vielfalt an Bemühungen sehr beachtlich und erfreulich: von der biologischen Imkerei, welche aus dem Versuch handelt, das Wesen der Honigbiene zu verstehen, bis hin zu Projekten, Landschaften insektenfreundlich zu gestalten, sowie Bemühungen, die Handwerkskunst der Imkerei bis hin zur Zeidlerei aus ökologischen Motiven wieder aufleben zu lassen. Dies gibt Anlass zur Hoffnung im Blick auf das Überleben der Honigbienen und ihrer wertvollen Produkte.

Almut Tobis und Norbert Poeplau

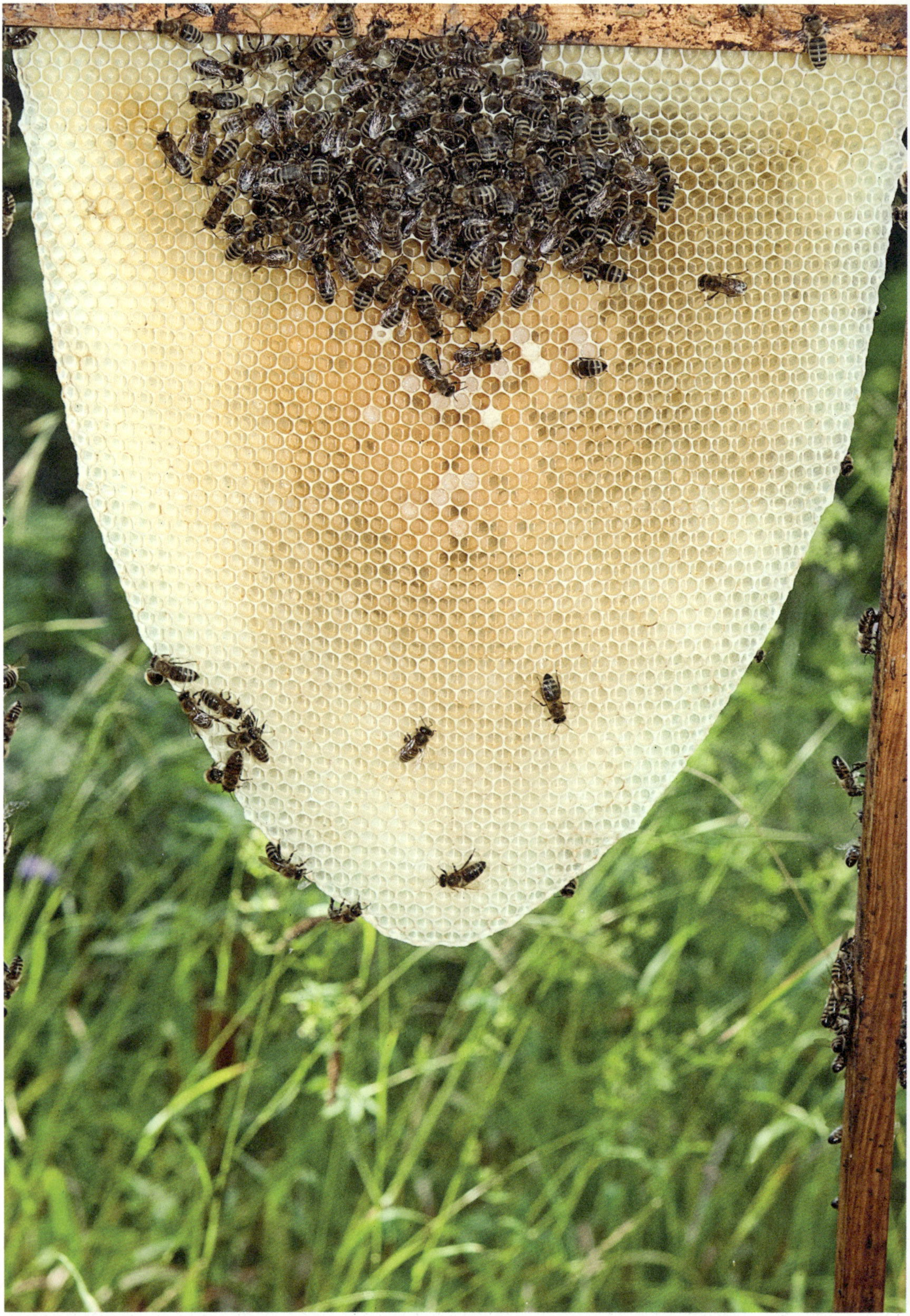

Gesunde Bienen schenken gesunde Produkte

Die Frage nach dem, was wir als gesund empfinden, ist im Grunde leicht zu beantworten. Wir fühlen uns gesund, wenn es uns körperlich und seelisch gut geht. Wenn wir unbeschwert den Alltag gestalten und in der Freizeit mit Bekannten, Freunden oder Verwandten etwas unternehmen können. Um uns gesund zu fühlen, brauchen wir Lebensmittel und auch Arzneimittel, die uns mal mehr, mal weniger aus Zuständen des Nichtgesundfühlens herausholen und uns einfach helfen, altersgemäß kraftvoll zu leben. Dabei können Lebens- und Heilmittel sehr nah zusammen gesehen werden. Für den griechischen Arzt Hippokrates war das klar, einer seiner Leitsätze lautet: »Eure Nahrungsmittel sollen Eure Heilmittel sein und Eure Heilmittel sollen Eure Nahrungsmittel sein.«

Vielen Menschen stellt sich heute die Frage im Zusammenhang mit Lebensmitteln, die sie zu sich nehmen, anders. Sie richten sich oft nicht nach dem gesunden Körpergefühl, sondern nach dem, was aktuelle Lehrmeinung, Kopf, Internet und Werbung sagen. Die Art des Essens ist immer mehr zum Lifestyle und zur Weltanschauung geworden. Andererseits wird aber auch eine große Unachtsamkeit oder sogar Haltlosigkeit spürbar, wenn wir daran denken, wie viele Lebensmittel heute weggeworfen werden. Was kann uns Richtung geben? Beim Einkauf für gesunde Lebensmittel kann vielleicht ein Bio-Siegel helfen, wenn Hintergrundinformationen zu den Richtlinien der unterschiedlichen ökologischen Anbauverbände bekannt sind. Anhaltspunkte geben auch die Angaben der Inhaltsstoffe und der Zutaten auf der Verpackung. Aber um solch eine Auflistung hinsichtlich ihrer gesundheitlichen Wirkung dann beurteilen zu können, brauchen wir Wissen darüber, wie die Inhaltsstoffe nach der Nahrungsaufnahme kurzfristig und langfristig wirken. Sehr schwierig wird es, wenn es um Inhaltsstoffe in unseren Lebensmitteln geht, die zwar enthalten sind, aber nicht genannt werden und auch nicht genannt werden müssen: beispielsweise Pflanzenschutzmittel, Tierarzneimittel, Mikroplastik oder Rückstände aus der maschinellen Verarbeitung unserer Lebensmittel. Bei allen hier angesprochenen Zusammenhängen liegt der Fokus auf den Stoffen, die wir zwischen gesund und ungesund einzustufen versuchen. Aber genau dies wird uns ausgesprochen schwer gemacht. Schon auf der stofflichen Ebene gibt es heute unvorstellbare Ausmaße des Verschleierns, Täuschens und der Lüge durch Menschen und Hersteller, die vorgeben, uns Lebensmittel, also Mittel, die uns gesund leben lassen, zur Verfügung zu stellen. Mehr Klarheit, Transparenz und Verbraucherschutz wären in vielen Fällen wünschenswert. Darüber hinaus werden bei der Beurteilung der Lebensmittel noch viel zu wenig die ökologischen und sozialen Folgen der Produktion berücksichtigt.

Da ist der, vom ehemaligen Leiter eines anthroposophisch orientierten Lebensmittelunternehmens, Wolfgang Gutberlet, formulierte und über die stoffliche Ebene hinausgehende Ansatz für die Produktion gesunder Bio-Lebensmittel ein wirklicher Paradigmenwechsel, der uns weiterführen kann. Er beschreibt seine Beweggründe dahingehend, dass sich Bioprodukte und solche aus konventionellem Anbau in manchen Fällen nicht nur auf der Ebene der Inhaltsstoffe unterscheiden, sondern auch hinsichtlich anderer Kriterien (Wie viel Tierleid steckt in einem Agrarprodukt? Wie hoch ist der mit der Produktion einhergehende Wasserverbrauch? In welchem Ausmaß wird der Ackerboden durch den Anbau belastet?). Seine Vorstellungen formuliert er so: »Die Aufgabe einer zeitgemäßen Agrarkultur ist es (…), den Tieren und Pflanzen das zu geben, was sie brauchen, damit sie wiederum uns geben können, was wir brauchen. Bio erfordert im Landbau wie in der Produktion und auch bei den Händlern, dass der Gedanke der Ausnutzung gewandelt wird in den der Zuwendung zum Produkt. Heute drängt sich immer mehr die Erkenntnis auf, dass die Zuwendung die Ausbeutungshaltung ersetzen muss, wenn wir die Erde erhalten wollen. Eine veränderte Einstellung zu unseren Lebensmitteln ist dazu ein notwendiger Beitrag.«

Wie sehr Lebensmittel auch Heilmittel sein können, wird bei Produkten eines Bienenstockes deutlich sichtbar. Während sich viele liebend gern guten Honig auf das Sonntagsbrötchen streichen, wird er gleichzeitig auch für die Wiedererlangung der Gesundheit eingesetzt. Ein Wundmanager, der in einer Universitätsklinik für die Wundversorgung zuständig ist, hat beispielsweise eindrücklich geschildert, dass bei der Versorgung chronischer Wunden oft nur noch Honig in Form eines Wundheilmittels das letzte Mittel ist, das zur

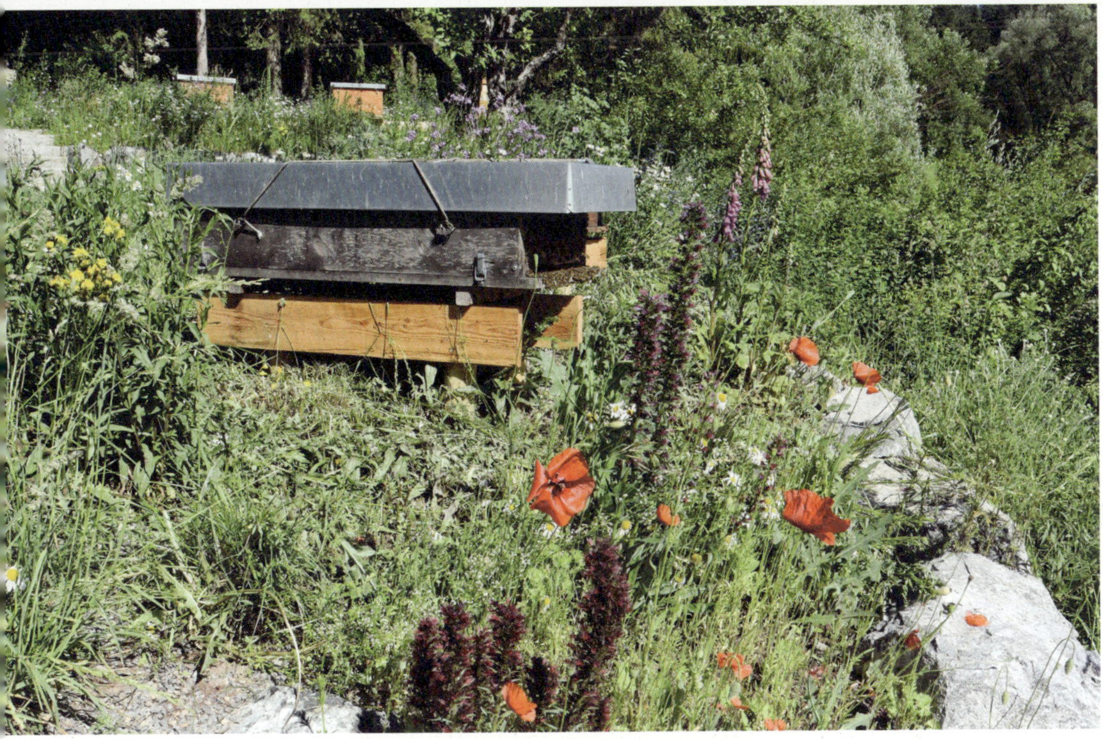

Bienen, die wesensgemäß gehalten werden und in ihrer Umgebung reichlich Pollen und Nektar finden, schenken uns wertvolle Bienenprodukte.

Genesung führt. Darüber hinaus berichten auch Tierhalter, wie hervorragend Honig bei liebgewonnenen Säugetieren bei der Wundbehandlung hilft.

Umso wichtiger ist es, dass wir im Sinne des vorangegangenen Zitats von Gutberlet und für die Gewinnung bester Lebens- und Heilmittel darauf achten, welches Leben unsere Bienenvölker haben, aus denen ihre Produkte stammen. Auch in der Nutztierhaltung gibt es beklagenswerte Zustände, in denen Tiere ein jämmerliches Dasein fristen, wenn der finanzielle Profit vor dem Tierwohl steht. Beispielweise werden Bienenvölker aus Teilen ganz unterschiedlicher Herkunft wie in einem Spielzeug-Baukasten zusammengesetzt oder auseinandergenommen.

Achtsamer Umgang mit den Gaben der Bienen

An einem gesunden Bienenvolk sind außer dem imkernden Menschen noch viele andere Personen indirekt beteiligt, denn ein Bienenvolk bewegt sich tagsüber weit hinaus aus dem eigenen Stock, sucht und sammelt im Sommer Nahrung in einem Radius von ungefähr drei bis fünf Kilometern. Je nachdem, was nun über den Boden dieser großen Fläche in die Pflanzen oder auch durch die Anbaumethoden in die Pflanzen bzw. in deren Nektar und Pollen gelangt, wirkt dies über die Nahrung auf das Bienenvolk und baut sich gegebenenfalls auch in dessen Bienenprodukte ein. Die Bienen selbst wirken hier wie ein Filter. Bei allzu starkem Gifteintrag sterben sie als Sammlerinnen, bevor das Gift im Stock in das Bienenwachs, in den Honig oder das Bienenbrot gelangt. Dieser Vorgang kann wie ein Opfer erscheinen, das uns Menschen schützt, wenn wir Bienenprodukte als Lebens- oder Arzneimittel nutzen.

Bienenprodukte stammen aus den lebendigen Prozessen der Bienengemeinschaft und werden dort immer wieder durch Selektionsprozesse angepasst. Konkret kann dies vielleicht an der antibiotischen Wirksamkeit von Propolis (mehr dazu ab Seite 114) verdeutlicht werden. Würden die Pflanzen die Wirksamkeit des Knospenharzes gegen Parasiten nicht immer über lange Zeiträume hinweg verändern und die Bienen diese Wirksamkeit für die Gesundheit des Bienenvolks nicht immer wieder anpassen können, würden sich sicher Resistenzen gegen die gesund erhaltenden Stoffe im Propolis ausbilden. Die Schutzmechanismen für die Pflanzenknospen und Bienen wären weitgehend unwirksam. Die Natur unternimmt durch ihr Selektionsprinzip also ständige Anpassungen, die auch für uns Menschen in der Wirksamkeit der Propolis als Heilmittel von Vorteil sind.

Wie können wir nun die ursprünglichen, wertvollen Produkte verantwortungsbewusst aus dem lebendigen Bienenstock entnehmen, sie ernten und sie mit dem Bewusstsein, etwas Besonderes geschenkt zu bekommen, von den Bienen entgegennehmen? Dabei könnte die spätere Verwendung schon ihre Berücksichtigung finden. Mit Bienenwachs für eine Bienenwachskerze kann gegebenenfalls anders umgegangen werden als mit Bienenwachs für eine Heilsalbe. Bei der Heilsalbe bestimmen dann die größtmögliche heilende Wirksamkeit und der Gehalt an wertvollen Inhaltsstoffen den weiteren Umgang mit dem Produkt. Bei dem Kerzenwachs steht wohl die größtmögliche Reinheit des Wachses im Vordergrund, damit die Kerze gut brennt und ihr Docht nicht verstopft. So ist es auch beim Honig. Backhonig, der vor allem das Backgut süßen soll und beim Backen erhitzt wird, darf anders behandelt sein als Honig, welcher der wirksamen Wundbehandlung dienen soll.

Bienen produzieren die wertvollen Bienenprodukte ausschließlich für den Eigenbedarf eines jeden Volkes. Zunehmend hinterfragen Freizeitimkerinnen und -imker heute die Entnahme von Bienenprodukten aus tierethischen Gründen. Es ist sicherlich richtig, dass dies für die eigene imkerliche Praxis bzw. Betriebsweise durchdacht wird. Auch bei uns tauchen Fragen, die im Zusammenhang mit der Entnahme von Bienenprodukten stehen, immer wieder auf. Besonders gilt dies im Zusammenhang mit den Bienenprodukten Bienengift und Gelée royale, deren Entnahme wir nur verantworten wollen, wenn sie im Zusammenhang mit der Produktion und Anwendung als Arzneimittel für Menschen stehen. Sinnvoll ist hier eine direkte Zusammenarbeit zwischen der Imkerei und der ärztlichen oder naturheilkundlich arbeitenden Praxis oder einem pharmazeutischen Unternehmen. Es sind in diesem Zusammenhang auch medizinische Spezifikationen einzuhalten, für die eine enge Zusammenarbeit zwischen der Imkerei, welche die Bienenprodukte möglichst frisch ernten kann, und dem medizinischen Fachpersonal, das sie dann zur Anwendung aufbereitet, die beste Voraussetzung bietet.

Der Deutsche Apitherapie-Bund zertifiziert Imkereien, die seine Richtlinien für die Produktion wertvoller Bienenprodukte einhalten, als »Apitherapie-Imkerei«.

Kurz erklärt: Apitherapie

Apitherapie bezeichnet die Erforschung und therapeutische Verwendung von Bienenprodukten. Im Mittelpunkt stehen hier Propolis, Bienengift, Honig, Bienenwachs, Blütenpollen, Gelée royale sowie der therapeutische Einsatz der Bienenstockluft. Die Behandlung mit Bienenheilmitteln hat zwar eine Tradition seit Jahrtausenden; aber erst seit den 1980er-Jahren ist sie im deutschsprachigen Raum stärker in den Fokus des öffentlichen medizinischen Interesses gerückt.

Weiterdenken ohne Scheuklappen

Epirrhema
Müsset im Naturbetrachten
Immer eins wie alles achten;
Nichts ist drinnen, nichts ist draußen:
Denn was innen, das ist außen.
So ergreifet ohne Säumnis
Heilig öffentlich Geheimnis.
Freuet Euch des wahren Scheins,
Euch des ernsten Spieles:
Kein Lebendiges ist ein Eins,
Immer ist's ein Vieles.

J.W. von Goethe

Als sehr genauer Naturbeobachter und Wissenschaftler hat Johann Wolfgang von Goethe sein Gedicht »Epirrhema« 1827 in die Sammlung »Gott und Welt« zwischen die beiden Gedichte »Die Metamorphose der Pflanzen« und »Metamorphose der Tiere« gesetzt. Nach seinen Erkenntnissen spielen die Vielfalt und die damit verbundenen »spielerischen« Variationen eine zentrale Rolle im Miteinander des Lebendigen. Er beschreibt hier ein universelles Prinzip. Goethes dichterische Ausformulierung kann von Naturwissenschaftlern, die das Lebendige in unterschiedlichen Gebieten verstehen wollen, wie der Anfang eines Leitfadens verstanden werden. Heute würden wir wohl von vernetztem oder interdisziplinärem Vorgehen sprechen.

Viele Fehlinterpretationen entstehen, weil bewusst und unbewusst, wie mit Scheuklappen versehen, dieses Prinzip in Forschungsvorhaben außer Acht gelassen wird. Als ein Beispiel soll ein existenzielles Thema dienen. Bereits 2003 verständigten sich die Weltbank und die Vereinten Nationen auf ein bemerkenswertes internationales Vorhaben, das heute in Form des Weltagrarberichtes auf dem Tisch liegt, der 2008 vom Weltagrarrat veröffentlicht wurde. Über 400 Wissenschaftlerinnen und Wissenschaftler aller Kontinente haben vier Jahre lang zusammengearbeitet, um folgende Frage zu beantworten: »Wie können wir durch die Schaffung, Verbreitung und Nutzung von landwirtschaftlichem Wissen, Forschung und Technologie Hunger und Armut verringern, ländliche Existenzen verbessern und eine gerechte, ökologisch, ökonomisch und sozial nachhaltige Entwicklung fördern?«

Durch die große Anzahl der zusammenarbeitenden Wissenschaftlerinnen und Wissenschaftler aus ganz unterschiedlichen Bereichen war die vielfältige Betrachtung dieser menschheitlich so wichtigen Frage gewährleistet. Die Firmen Syngenta und die internationale Agrarindustrievereinigung CropLife, die im Aufsichtsrat (aus Vertreterinnen und Vertretern von Regierungen, Unternehmen und der Zivilgesellschaft) vertreten waren, stiegen aus dem Prozess in letzter Minute vor Veröffentlichung eines Ergebnisses aus. Die Regierungen der USA, Kanadas und Australiens unterzeichneten auf dem Abschluss-Plenum in Johannesburg den Bericht nicht, Deutschland hatte sich bereits zu einem früheren Zeitpunkt aus dem Vorhaben verabschiedet. Die kritische Bewertung der Gentechnik, der industriellen Landwirtschaft und des Weltagrarhandels, die finanzielle Interessen voranstellen, und der durch Scheuklappen begrenzte Blick gaben den Ausschlag.

Die Zusammenfassung des auch im Einzelnen sehr differenziert begründeten Weltagrarberichtes weist uns aber wieder auf Goethes »Immer ist's ein Vieles« hin. Um den Herausforderungen der Zukunft gewachsen zu sein, bedarf es laut Weltagrarbericht eines radikalen und systematischen Wandels in der landwirtschaftlichen Forschung, Entwicklung und Praxis. Der entscheidende Faktor zur Bekämpfung des Hungers sei nicht die Steigerung der Produktivität um jeden Preis, sondern die Verfügbarkeit von Lebensmitteln und ihrer Produktionsmittel vor Ort. Die lokale Ernährungssicherheit sowie die nationale Ernährungssouveränität können nach Meinung der Wissenschaftlerinnen und Wissenschaftler durch kleinbäuerliche Strukturen gewährleistet werden. Ihre Multifunktionalität mit ihren ökologischen und sozialen Leistungen müssen anerkannt und gezielt gefördert werden.

Auch bei Fragen zur medizinischen Versorgung in der Welt besteht ein ganz ähnlicher Handlungsbedarf. Auch hier bedürfte es eines von mehr als 400 möglichst unabhängig arbeitenden Wissenschaftlerinnen und Wissenschaftlern zusammengetragenen Weltberichts. Ähnlich wie in der industriellen Landwirtschaft bestimmen auch hier wenige Konzerne das Geschehen. Die Vielfalt der Heilmittel und Heilmethoden, wie sie beispielsweise in der traditionellen chinesischen Medizin und der Naturheilkunde besteht, wird immer mehr zurückgedrängt und durch patentierte Wirkstoffe ersetzt.

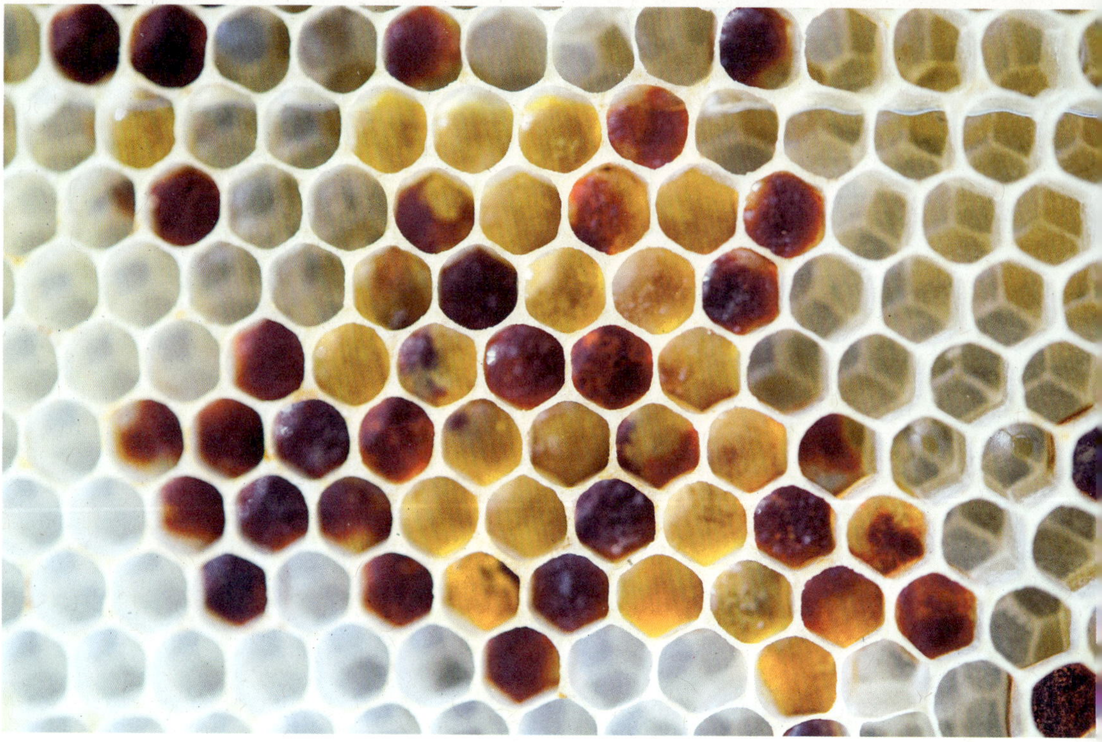

Hochwertige Produkte auswählen

Jedes Bienenvolk baut für die eigene Gesundheit und Vitalität auf Vielfalt. Nicht allein die vielen Pollenfarben, welche die Wabenzellen im Frühling und Sommer zu einem farbigen Mosaik werden lassen, machen dies deutlich. Untersuchungen haben gezeigt, dass Bienenvölker, die an Monokulturen stehen, gegebenenfalls extra lange Flugstrecken zu anderen Nahrungsquellen in Kauf nehmen, um eine vielfältigere Blütenauswahl zu erreichen und ein vielseitigeres Pollenangebot als Nahrung für ihre Gemeinschaft einzusammeln. Daraus wird dem heranwachsenden Nachwuchs, den Maden, ein sehr unterschiedliches Nahrungsmenü zusammengestellt, das genau auf das Alter der zu fütternden Made abgestimmt ist. Der Kreis schließt sich, weil nur gut versorgte Bienen schließlich als Ammenbienen wertvollen Futtersaft für die folgende Brutaufzucht zur Verfügung stellen können und darüber hinaus hochwertige Bienenprodukte sammeln und erzeugen können. Weiterhin haben Bienen, die als Maden mit ausreichend guter Nahrung versorgt wurden, eine längere Lebenszeit. Und schließlich können nur gesunde Bienenvölker die Bienenprodukte zur Verfügung stellen, welche Grundlage für Heilmittelrezepturen sein sollen.

Sollen Bienenprodukte im Zusammenhang mit der Apitherapie weiterverarbeitet oder direkt zur Anwendung kommen, sollte neben dem Tierwohl selbstverständlich auch der Umgang mit Medikamenten, die in den Bienenstöcken beispielsweise für die Varroabehandlung eingesetzt werden, in den Blick genommen werden. Für die Behandlung gegen Varroamilben, die als Parasiten auf den Bienen leben, stehen heute neben biotechnischen Maßnahmen wie Drohnenbrutentnahme oder Brutunterbrechung verschiedene Produkte wie Ameisensäure und Oxalsäure (zum tierärztlichen Gebrauch) zur Verfügung, die bei fachgerechter Anwendung keinerlei Rückstände in Bienenprodukten hinterlassen. Nur solche sollten in Bienenvölkern, aus denen Apitherapie-Produkte entnommen werden, eingesetzt werden.

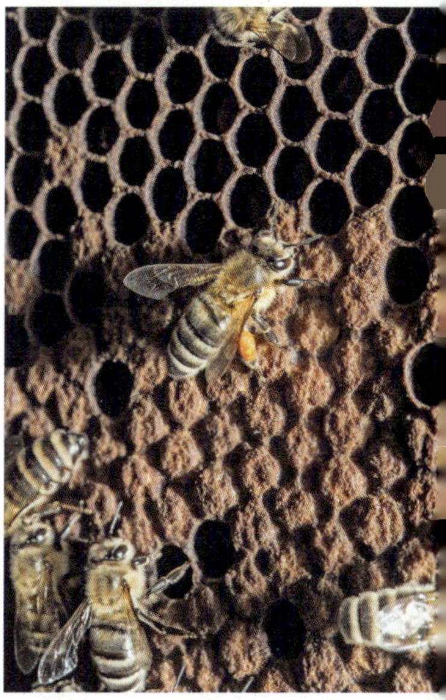

Es gibt viele gut ausgebildete imkernde Menschen, die sehr um das Wohl ihrer Bienen und auch um die Qualität der geernteten Bienenprodukte besorgt sind. Sie müssen dafür nicht zwingend durch einen ökologischen Anbauverband wie Demeter e. V. zertifiziert sein. Wer an möglichst hochwertigen Bienenprodukten für die eigene Heilmittelherstellung interessiert ist, kann mit dem Imker oder der Imkerin der Wahl über die Betriebsweise, den Umgang mit den Bienen, die Behandlungsmittel gegen Varroamilben als Schädlinge der Bienen und über schonende Ernteverfahren der Bienenprodukte sprechen. Wer die Möglichkeit zum persönlichen Kontakt nicht hat, kauft für die Heilmittelherstellung am besten Bienenprodukte aus Demeter-Imkereien. Sie haben sich verpflichtet, den strengsten ökologischen Richtlinien für Bienenhaltung zu folgen, und werden außerdem von Kontrollstellen regelmäßig kontrolliert. Darüber hinaus bieten kompetente Fachleute aus den Bereichen der Apitherapie, Medizin und Naturheilkunde Kurse an, um ein vertieftes Wissen über die Heilwirkung der Bienenprodukte zu vermitteln.

Das Bienenvolk als Organismus

Die Honigbiene existiert nicht als Einzelwesen, sondern nur als Teil einer höheren Organisation, dem Bienenstaat. Das Individuum ist nichts; die Gemeinschaft ist alles. Imkerliche Vordenker wie Ferdinand Gerstung haben eine Vorstellung entwickelt, in der die einzelne Biene, ob Königin, Drohn oder Arbeitsbiene, »nur« wie eine Zelle eines größeren Organismus anzusehen ist, und die aktuelle Bienenforschung hat diese Sichtweise bestätigt. Ein zweiter wichtiger Aspekt für die wesensgemäße Bienenhaltung ist, dass in der Lebensgemeinschaft des Bienenvolkes durchweg auf eine gesicherte Zukunft hingearbeitet wird. Das fängt damit an, dass Honigüberschüsse im Frühjahr in den Waben schon als Winterfutter eingelagert werden, und geht bis zur Mehrfachbegattung junger Königinnen, um immer aus einem großen Genpool heraus die überlebensnotwendigen Anpassungen an die Herausforderungen der Umweltbedingungen vornehmen zu können. Im Schwarmgeschehen verlassen lebenserfahrene Arbeitsbienen, nur mit einem vollen Honigmagen verproviantiert, das gemachte Nest und fliegen in den völligen Neuanfang hinaus. Die Wohnung, der Wabenbau und die Vorräte werden den Nachkommen für einen leichteren eigenen »Neu«-Anfang überlassen. Kranke und schwache Bienen verlassen wenn möglich den Bienenstock, um außerhalb zu sterben und möglichst durch ihren Tod keine Krankheiten im Bienenstock zu provozieren. Noch viele solcher Beispiele könnten für das nachhaltige Zusammenleben von Bienenvölkern aufgezählt werden.

Während die Einzelbiene im Sommer eine Lebenserwartung von durchschnittlich etwa 45 Tagen hat, ist der Bienenstaat der Anlage nach unsterblich, denn seine Glieder und Funktionen als Putzbiene, Ammenbiene, Baubiene, Wächterin oder Sammelbiene können fließend, ohne großes Aufsehen, erneuert werden. Auch Drohnen werden in jeder Bienensaison neu aufgezogen und die Königin wird ebenfalls ersetzt, wenn sie dem Volkszusammenhang nicht mehr dienlich ist.

Weiterhin ist die exakte, auf ein Zehntel Grad Celsius genaue Wärmeregulation des Bienenvolks auch nur in der Gemeinschaft möglich. Die Wärmeregulation ist uns sonst nur von höheren Lebewesen wie den Säugetieren bekannt. Das macht den Bien, wie das Bienenvolk als Ganzes bezeichnet wird, zu einem ganz besonderen »Tier«. Als Gesamtorganismus ist es den Säugetieren

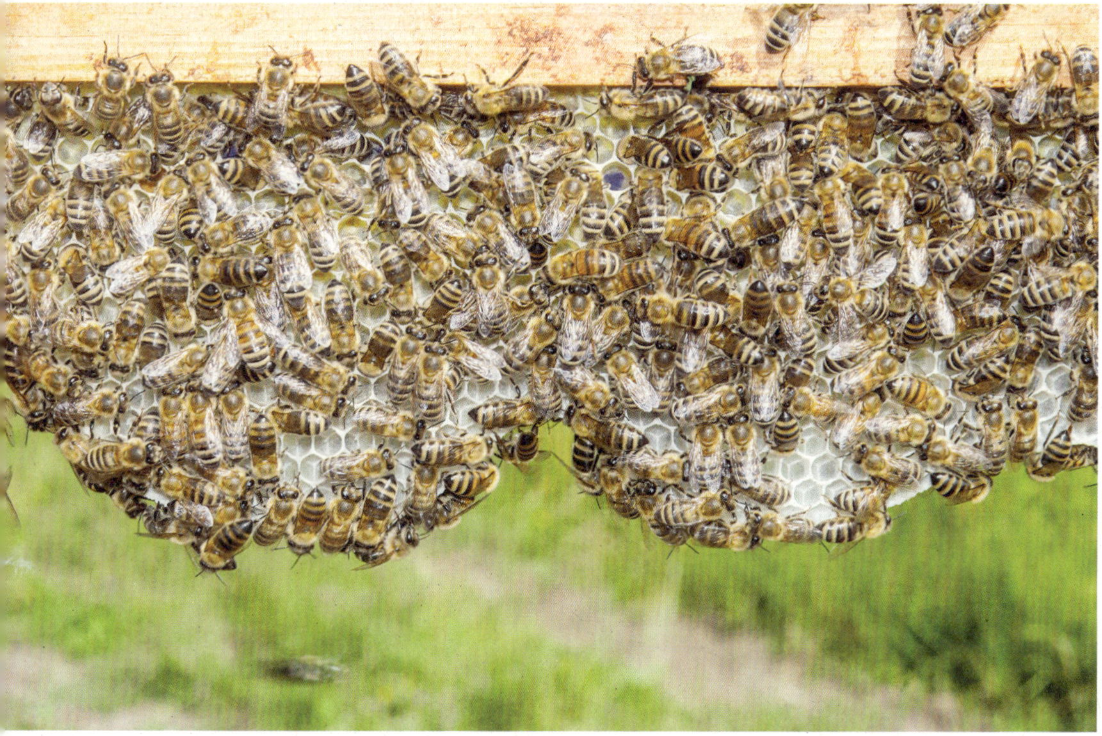

Kurz erklärt: wesensgemäße Bienenhaltung

Die wesensgemäße Bienenhaltung betrachtet das gesamte Bienenvolk als Organismus, dessen Integrität stets gewahrt werden sollte. Sie grenzt sich damit von der heute üblichen Art der Bienenhaltung ab, in der die einzelnen Teile des Bienenvolks (z. B. Waben, Brut, Honig, Arbeiterinnen, Königinnen) eher als Bausteine betrachtet werden, die der imkernde Mensch nach Belieben manipulieren kann, um seine Ziele zu erreichen.

Zentrale Gesichtspunkte der wesensgemäßen Bienenhaltung sind:

- Naturwabenbau durch die Bienen,
- Vermehrung über den natürlichen Schwarmtrieb,
- Bienenwohnung aus natürlichen Materialien,
- Überwinterung möglichst auf eigenem Honig,
- Varroabehandlung mit Ameisen- und Oxalsäure oder arzneimittelfreie Verfahren der Brutunterbrechung.

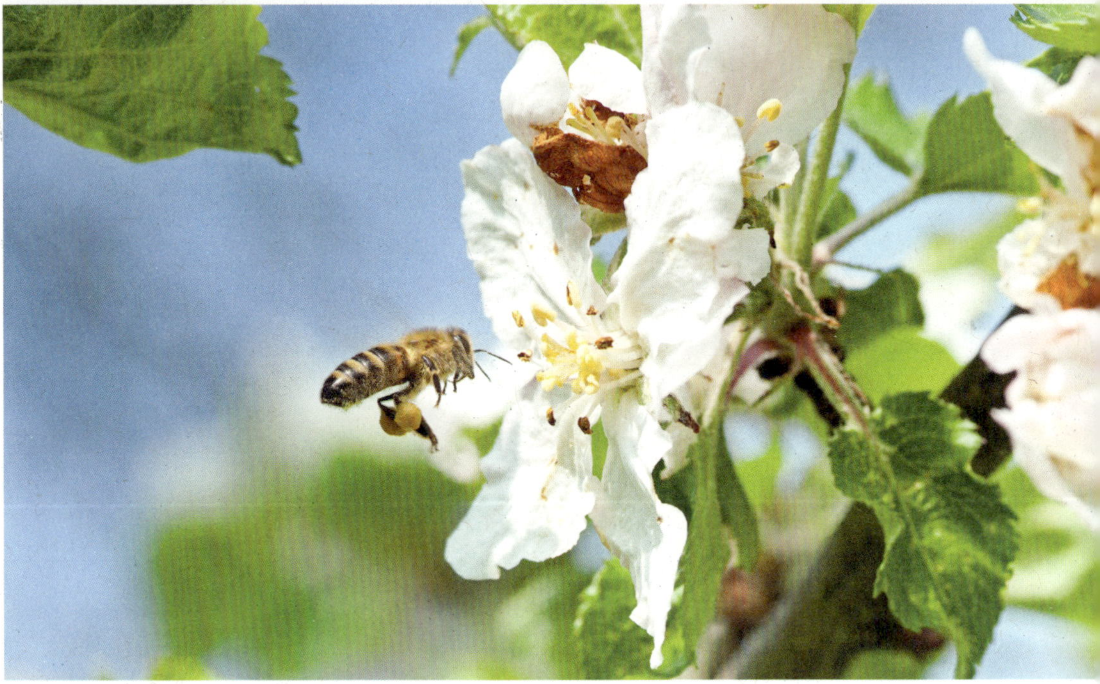

viel näher als den Insekten. Beispielsweise hat es auch ein Immunsystem zur Abwehr von Krankheiten innerhalb des Volkes entwickelt sowie ein sehr komplexes Informationssystem mit den Rund- und Schwänzeltänzen als Symbolsprachen. Und das ist es wohl auch, was uns oft unbewusst an Bienen so sehr fasziniert: das Zusammenspiel dieser großen Gemeinschaft.

Die Welt der Pflanzen neigt sich in ihrer schönen, bunten Blütenpracht diesen Insekten zu und versucht, sie in großen Mengen anzulocken. Und umgekehrt können die Bienen durch ihre Bestäubung den Pflanzen ihren eigenen Lebenssinn geben. Denn was wäre eine unbefruchtete Pflanze im Herbst, wenn ihr Leben sich dem Ende nähert? Welche Früchte und Samen könnten das Leben vieler Pflanzenarten dann weiter in die Zukunft tragen?

Durch massive Eingriffe des Menschen in die Naturzusammenhänge, aus denen unsere Bienen wie auch die Nahrungsmittel stammen, ist ein selbstständiges Überleben von Bienenvölkern in genügender Zahl für ihre ureigene Aufgabe, die Bestäubung, kaum mehr möglich. Die Völker hängen, bildlich gesprochen, alle am Tropf: Sie müssen wegen des Mangels an ausreichender Tracht zugefüttert und gegen Parasiten und Krankheiten, vor allem gegen die Varroamilbe, behandelt werden. Die Imkerinnen und Imker selbst sind am Auflösen der stabilen Naturzusammenhänge oft ebenfalls beteiligt. Das Motiv ist vor allem der größere Honigertrag für die betreffenden Imkereien. Weiterhin sind Monokulturen, wie z. B. der Raps, ein großer Anziehungspunkt für Imkereien mit ihren Bienenvölkern, obwohl der Raps zu den am meisten mit Agrarchemie behandelten Kulturen zählt.

In der wesensgemäßen Bienenhaltung geht es darum, eine Beziehung zu jeder einzelnen Volksindividualität der Bienenstöcke aufzubauen. Bienen gehören zu den am besten erforschten Tieren. Wir wissen sehr viel über ihr natürliches Verhalten, berücksichtigen dieses aber immer weniger. Statt zu beachten, was Bienen brauchen, steht allzu oft im Vordergrund, welche Mengen an Bienenprodukten sie hervorbringen.

Noch ein kurzer Blick in die Zukunft: Wenn wir die Beziehung zu dem Bien, dem Wesen, das die Bienengemeinschaft eines Bienenstocks zusammenhält und ihn am Leben hält, suchen, dann schließt sich die Nutzung von Bienenmaden als Insektenfood aus. Diese Nutzung als Eiweißquelle zur menschlichen Ernährung wird auch in Westeuropa zunehmend ernsthaft diskutiert und vielleicht schon bald praktiziert werden.

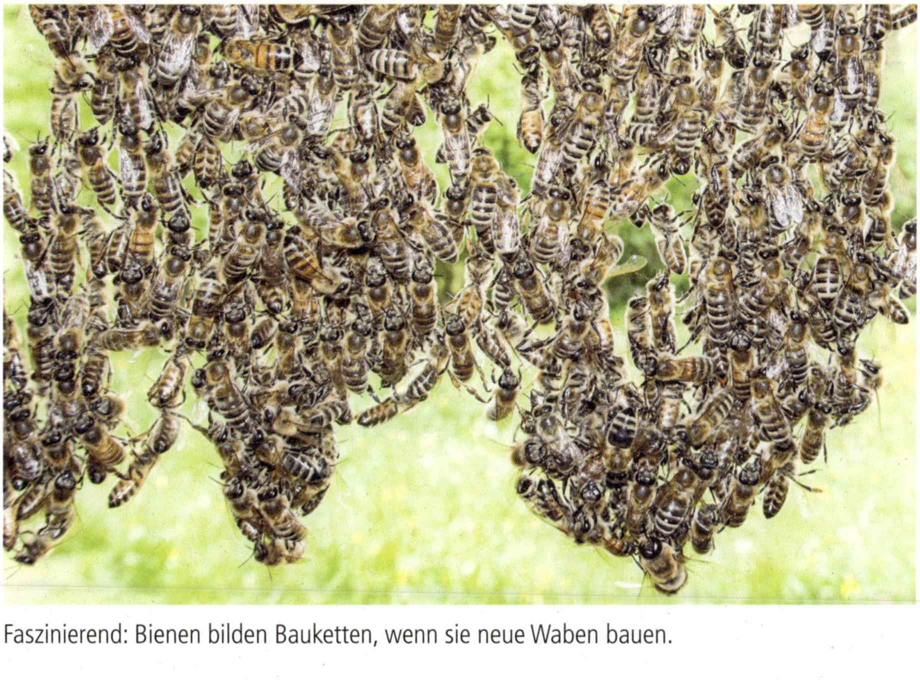

Faszinierend: Bienen bilden Bauketten, wenn sie neue Waben bauen.

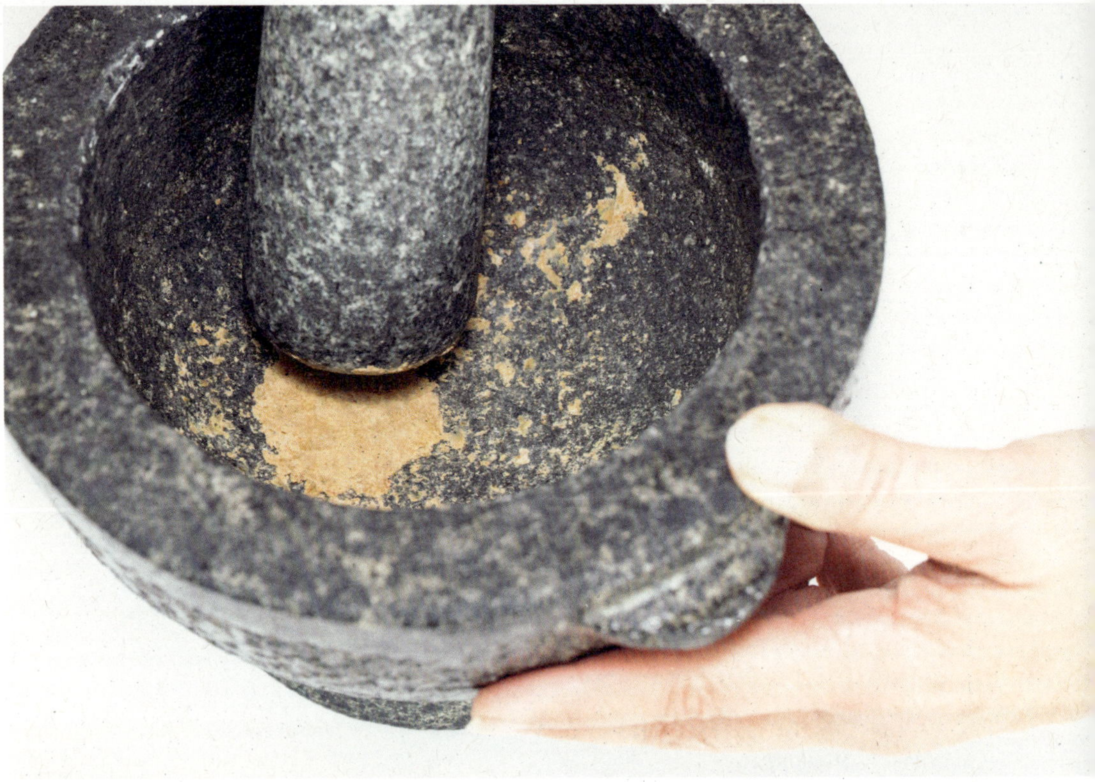

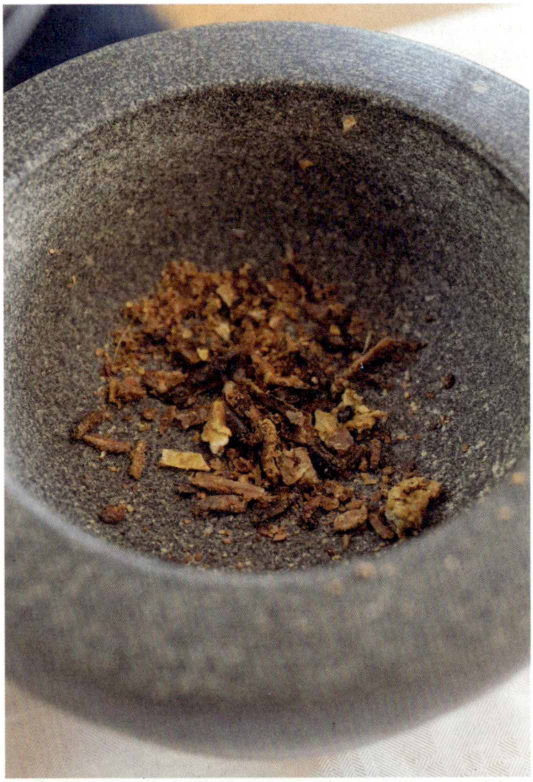

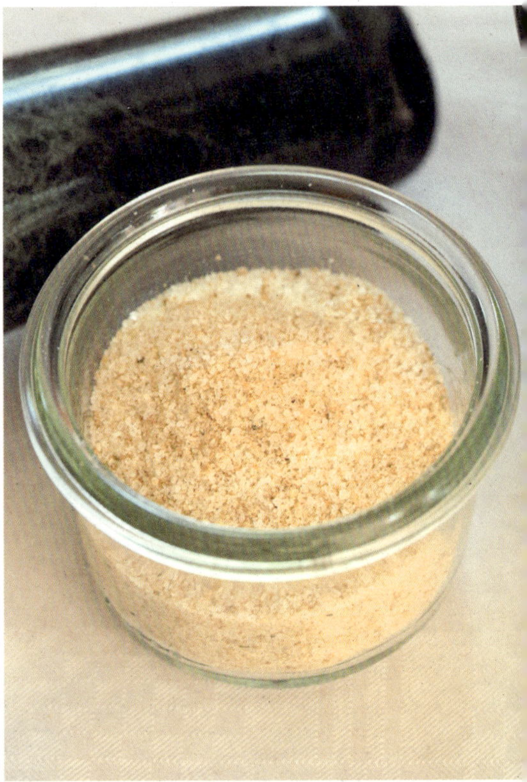

Grundprinzipien der Heilmittelherstellung

Für Apotheken sind Verarbeitungsmethoden von Heilmitteln traditionsgemäß in sogenannten Arzneibüchern festgelegt. Hierin wird beispielsweise beschrieben, welche Zutaten für Salben Verwendung finden, welche Auszugsverfahren es für Heilpflanzen gibt und welche Auszugsmittel (z. B. Wasser oder Alkohol in unterschiedlichen Prozentstärken) man verwenden kann. Weiter sind in einem Arzneibuch auch konkrete Angaben zum homöopathischen Potenzieren festgehalten, beispielsweise wie man technisch vorgeht oder welche Trägermedien (Milchzucker, Wasser oder Alkohol) verwendet werden müssen.

Dies sei hier nur als Hintergrundinformation erwähnt, denn für die Thematik dieses Buches sind diese Vorgaben nicht bindend, solange wir die nach den hier beschriebenen Rezepten hergestellten Salben, Tinkturen oder Wachsauflagen nicht als Heilmittel mit der Angabe von Indikationen an Erkrankte abgeben oder gar verkaufen, sondern sie vielmehr zur Eigenanwendung herstellen.

Allergien gegen Bienenprodukte

Weil Bienenprodukte aufgrund der Vielzahl ihrer Substanzen oft komplex sind, soll hier auch auf mögliche Gefahren durch allergische Reaktion hingewiesen werden. Es gibt imkernde Menschen, die beispielsweise nur mit Handschuhen an ihren Bienen arbeiten können, weil der Kontakt der Haut mit Propolis zur Blasenbildung und Juckreiz führen kann. Allergische Reaktionen sind aber eine Ausnahme und führen, bezogen auf die Anzahl der Kontakte, vergleichsweise selten zu größeren Schädigungen. Entsprechende Vorsichtsmaßnahmen sind hier gänzlich in die Eigenverantwortung der Leserschaft gestellt.

◀ Ein Granitmörser eignet sich am besten, um Rohpropolis (unten links) für Propolissalz (unten rechts) zu verreiben.

Hinweise zu den Rezepten

Die Rezepturen in diesem Buch werden in reiner Handarbeit hergestellt. Abgesehen von einer Kochplatte zum Erwärmen von Bienenwachs, kommen keine elektrischen Geräte zum Einsatz. Der Mörser tritt an die Stelle eines Hochleistungsmixers. Bei der Herstellung von Salben wird auf den Einsatz von Emulgatoren oder anderen Zusatzstoffen gänzlich verzichtet. Es geht vorrangig darum, die Heilmittel aus dem Bienenstock so weiterzuverarbeiten, dass wir deren Eigenqualität durch den Verarbeitungsprozess nicht mindern, sondern erhalten, im Idealfall sogar steigern.

Folgende Gerätschaften werden benötigt:

- **Granitmörser** (Fassungsvermögen mindestens 300 ml). Porzellan- oder Marmormörser sind weniger geeignet; Verreibungen sind hiermit wesentlich unbefriedigender, da die Zutaten auf dem Boden des Mörsers wenig Widerstand erfahren. Das Zerkleinern der Ausgangsstoffe wie auch das Ineinanderfügen der Zutaten ist schwerer und langwieriger als in einem Granitmörser.
- **Taschen- oder Briefwaage** zum Auswiegen der Zutaten. Wer eine solche nicht besitzt bzw. nicht anschaffen möchte (obgleich sie günstig erhältlich ist), kann sich die Zutaten gegebenenfalls auch in einer Apotheke auswiegen lassen.
- **20-ml-Spritze** (in der Apotheke erhältlich) oder Messbecher mit fein abgestufter Skala zum Abmessen des Öls zur Salbenherstellung.
- **Elektrische Kochplatte,** alternativ kann man auch auf dem Elektro- oder Gasherd oder Holzofen arbeiten.
- **Küchenrolle** aus Zellstoff oder **Lappen für die Hände.** Bei der Verarbeitung von Bienenwachs oder Propolis können die Finger klebrig werden. Deshalb rechtzeitig etwas zum Reinigen der Hände bereitlegen.
- Kleiner **Holz-** oder **Hornlöffel.**

Weitere Materialien wie Töpfe, Schneebesen oder Glastiegel zum Abfüllen von Salben sind in den jeweiligen Rezepturen angegeben.

Als besondere, qualitätserhaltende Verpackung der Bienenprodukte mit Blick auf die Nutzung in der Apitherapie kann spezielles Violettglas empfohlen werden (Bezugsquelle siehe Anhang auf Seite 154). Als Verpackung hat sich zudem Blau- oder Braunglas bewährt.

Hygiene bei der Herstellung von Haus- und Heilmitteln

Ähnlich wie bei der Zubereitung von Speisen sollte man vor der Herstellung von Heilmitteln die Arbeitsfläche feucht reinigen und sich die Hände gründlich mit Seife waschen, bevor man an die Arbeit geht. Falls Sie die Arbeitsfläche oder die Hände desinfizieren möchten, waschen Sie das Desinfektionsmittel nach der Einwirkungsdauer gründlich ab, damit keine Spuren davon in das Bienenheilmittel gelangen.

Salbentiegel, Gläschen oder Fläschchen sind in der Regel sauber, wenn man sie neu kauft, es sei denn, der Hersteller empfiehlt ein Reinigen vor der Benutzung. Spült man diese, so sollte man auf ausreichendes Trocknen achten, da zurückbleibende Wassertröpfchen die Haltbarkeit des Inhalts herabsetzen.

Reinigung der Gerätschaften nach Gebrauch

Es ist völlig ausreichend, die Gerätschaften nach Gebrauch mit haushaltsüblichem Geschirrspülmittel zu reinigen. Achten Sie anschließend auf gründliches Nachspülen mit klarem Wasser, damit Sie beim nächsten Herstellungsprozess keine Spuren des Reinigungsmittels in das Heilmittel einarbeiten.

Etwas mühsam ist das Säubern des Mörsers nach einer Salbenherstellung mit Bienenwachs, Propolis und Öl. Hier ist es ratsam, zunächst kochendes Wasser in den Mörser zu füllen. Haben sich die Wachsreste gelöst, kann man mit Scheuerpulver (alternativ Ofenasche), Spülmittel und einer Spülbürste den Mörser reinigen. Den Vorgang bei Bedarf mehrmals wiederholen und abschließendes gründliches Nachspülen nicht vergessen.

Haltbarkeit der hergestellten Haus- und Heilmittel

Da die Rezepturen in diesem Buch keine standardisierten Verfahren darstellen, sondern es sich um handwerkliche Prozesse handelt, welche stark von der herstellenden Person geprägt sind, kann keine konkrete Mindesthaltbarkeitsdauer angegeben werden. Im Rezept wird jeweils eine grobe Orientierung genannt. Die wertvollen antibiotischen Eigenschaften fast aller Bienenprodukte tragen meist zusätzlich zu einer Verlängerung der Haltbarkeit bei. Vertrauen Sie auch der eigenen Sinneswahrnehmung (insbesondere dem Geruchs- und gegebenenfalls Geschmacksinn). Wenn Ihnen dies zu vage ist, können Sie auf dem Etikett neben dem Datum, an dem die Rezeptur hergestellt wurde, das Haltbarkeitsdatum der Hauptzutat (beispielsweise Olivenöl) notieren.

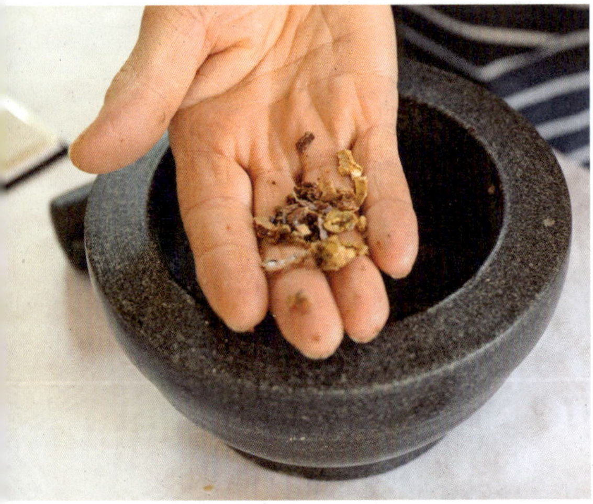

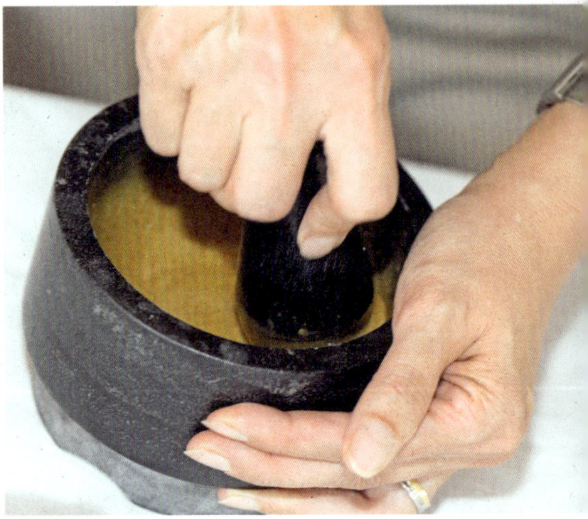

Heilmittelherstellung – eine Möglichkeit zur meditativen Substanzbegegnung

Die hier beschriebenen Haus- und Heilmittel werden alle von Hand hergestellt. Prinzipiell sollten Sie Zeit haben und innere Ruhe mitbringen, wenn Sie die hier vorgestellten Salben, Tinkturen oder Wachsauflagen herstellen möchten. Lässt man sich mit allen Sinnen auf den Prozess ein, so hat man die Möglichkeit, bereits im Tun einige Aspekte der Wirkung der entsprechenden Bienensubstanz zu erfahren. Insbesondere wenn man mit dem Mörser arbeitet, um beispielweise eine Propolisverreibung durchzuführen (siehe Seite 123) oder um die »Ölige Propolislotion« (siehe Seite 126) herzustellen, bietet es sich an, den Herstellungsprozess zu nutzen, um dabei die Eigenschaften des Bienenproduktes mit allen Sinnen wahrzunehmen.

Wer das Selbermachen als Wahrnehmungsübung gestalten möchte, kann sich während der Arbeit Notizen machen und folgendermaßen Schritt für Schritt vorgehen:

- Zunächst konzentriere ich mich darauf, in welcher körperlichen und seelischen Verfassung ich gerade bin, und beobachte mich: Welche Konzentration und Gedankenkraft habe ich? Habe ich Gedanken oder Gefühle, die mich innerlich stark einnehmen? Kann ich versuchen, diese Gedanken und Gefühle auszuschalten, oder fällt es mir schwer?

- Wenn nötig, treffe ich eine innere »Abmachung« mit mir, dass diese Gedanken und Gefühle für die Dauer des Herstellungsprozesses und der Wahrnehmungsübung in den Hintergrund treten, gewissermaßen ausgeblendet werden.

Diese Ausgangssituation und meine Wahrnehmungen im weiteren Verlauf der Zubereitung notiere ich:

- Wie nehme ich die Substanz in unverarbeitetem Zustand wahr (Farbe, Geruch, Konsistenz, gegebenenfalls Geschmack)?
- Wie verändern sich diese Eigenschaften und meine Sinneseindrücke, wenn ich mit dem Herstellungsprozess beginne, und im weiteren Verlauf?
- Wie fühle ich mich körperlich während der Zubereitung?
- Sind Veränderungen in meinem seelischen Empfinden zu beobachten? Verändert sich die Atmosphäre um mich herum?
- Welche Gedanken kommen mir in den Sinn? Kann ich mich auf die Zubereitung konzentrieren oder schweife ich gedanklich ab?

Am Ende empfiehlt sich ein kurzer abschließender Vergleich:

- Welche Veränderungen kann ich an mir zwischen Beginn und Abschluss der Zubereitung festhalten? Hier kann man die einzelnen Schritte noch einmal durchgehen und sämtliche Sinneswahrnehmungen und Empfindungen in ihrem Verlauf festhalten und vergleichen.
- Was spricht sich durch die Substanzen – über die Sinneswahrnehmung hinaus – im seelischen und geistigen Erleben aus? Verrät uns das Wesen einer Bienensubstanz während der Verarbeitung gewissermaßen etwas von sich und wie es wirkt?

Es kann eine Bereicherung sein, die Rezepte gemeinsam mit anderen Menschen auszuprobieren. Dabei ist es hilfreich, während des Herstellungsprozesses zu schweigen (von der Klärung praktischer Fragen abgesehen) und sich erst anschließend über die jeweiligen Beobachtungen auszutauschen.

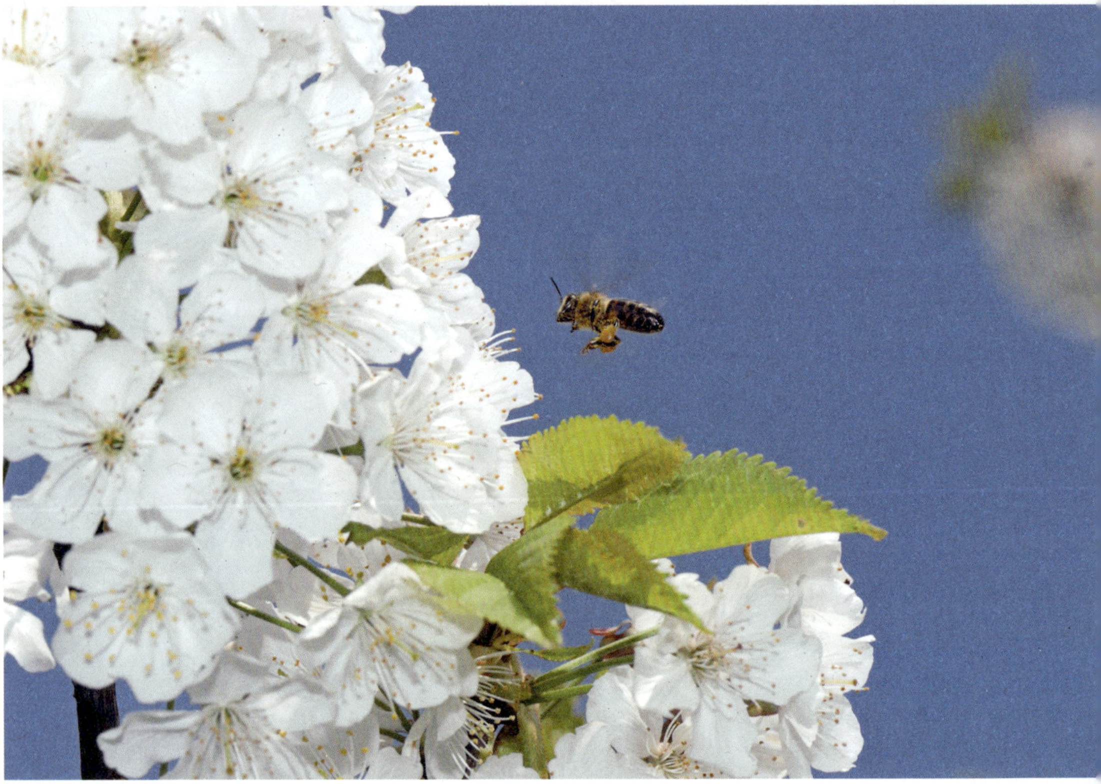

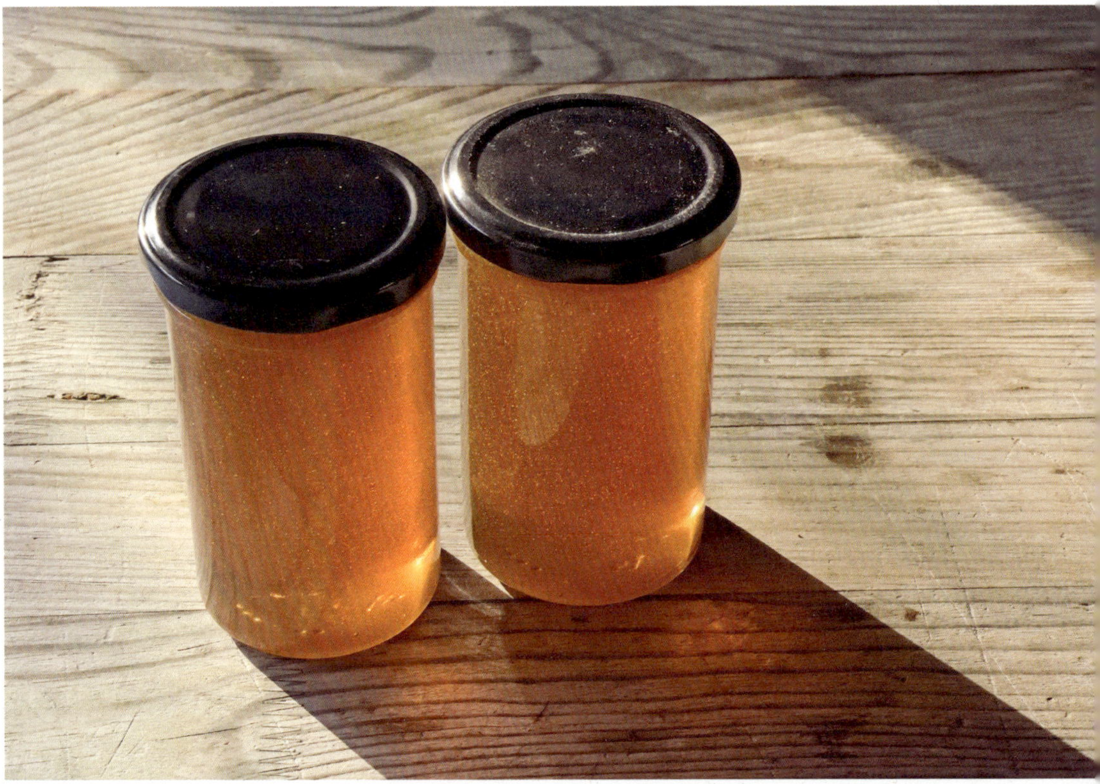

Vielfalt der Bienenprodukte

Im Folgenden werden die Produkte der Honigbienen nacheinander vorgestellt: ihre Entstehung, ihre Inhaltsstoffe und schließlich die Möglichkeiten der Weiterverarbeitung mit passenden Rezepten.

Honig – Lebensmittel und Heilmittel zugleich

Im Bienenstock vom Nektar zum Honig

Nektar ist ein süßes, duftendes Sekret, das viele Pflanzen produzieren, um Bestäuber anzulocken und zu belohnen. Die Nektarmenge, der Zuckergehalt, die Inhaltsstoffe und der Duft variieren zwischen den Pflanzenarten stark und auch der Witterungsverlauf spielt eine große Rolle für die Nektarproduktion der Pflanzen. Die unterschiedlichen pflanzlichen Herkünfte geben dem Honig auch noch nach der Umarbeitung des Nektars zu Honig durch die Bienen einen charakteristischen Geschmack und unterschiedliche therapeutische Wirksamkeiten. Je nach Herkunft unterscheiden sich die Honigarten in der Zusammensetzung der Kohlenhydrate und im Gehalt an Enzymen, organischen Säuren, Vitaminen, Mineralstoffen und sekundären Pflanzenstoffen.

Dieses Geben und Nehmen zwischen Pflanzen und Bienen ist ein sehr zartes Miteinander. Von manchen Pflanzen werden nur geringe Mengen Nektar abgegeben und einige geben diesen nur in einer bestimmten Zeitspanne des Tages ab. Auch der Zuckergehalt des Nektars unterscheidet sich je nach Pflanzenart. Die Bienen wissen um die Unterschiede und ändern gegebenenfalls ihr Sammelverhalten, wenn bei einer neu aufgeblühten Pflanze mehr und süßerer Nektar zur Verfügung steht. Schauen wir den Bienen beim Sammeln der Nektartröpfchen zu, sehen wir, dass sie dabei niemals eine Blüte beschädigen, sie sich aber in den Blüten je nach Pflanzenart sehr unterschiedlich verhalten. Das schwankt zwischen ruhigem Stehen und langem Saugen bis zum ganz schnellen fliegenden Wechsel zwischen den Blüten, wobei kaum auf einer einzelnen Blüte verweilt wird.

Erstmalig werden wir Menschen auf Bienen aufmerksam, wenn wir sie auf ihrem zielstrebigen Weg zur Blüte oder beim Nektarsaugen bzw. Pollensammeln in der Blüte beobachten können. Oft fliegt die Biene mit ihrer kleinen Ernte weiter zur nächsten Blüte. Dabei füllt sie nach und nach ihren Honigmagen mit Nektar. Diesen kann sie in etwa bis zur Hälfte ihres Eigengewichtes mit Nektar füllen, bis sie sich zum Heimflug zurück in den heimatlichen Bienenstock aufmacht. Der Honigmagen der einzelnen Biene ist ein Teil des Sozialmagens des ganzen Volkes, denn der größte Teil des gesammelten Nektars wird im Stock gleich an die Stockbienen zur Honigbereitung oder als Futter abgegeben. Nur der kleine Teil, den die Sammelbiene an Nektar für ihr eigenes Überleben benötigt, wird über den Ventiltrichter vom Honigmagen in das eigene Verdauungssystem abgegeben.

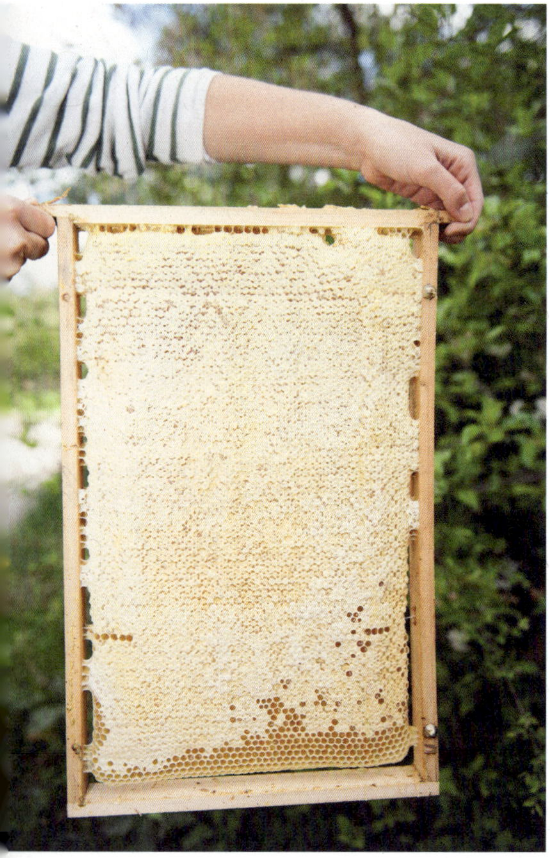

Die Honigbereitung im Bienenstock ist ein längerer Prozess, an dem viele Stockbienen beteiligt sind. Dabei wird dem Nektar nicht nur Wasser entzogen, um die Zuckerkonzentration zu steigern und den Honig haltbar zu machen, sondern es werden auch bieneneigene Enzyme hineingemischt. Vor allem die Zugaben der Bienen sind es, die dem Honig seine heilenden Eigenschaften geben und ihn somit für therapeutische Anwendungen für den Menschen interessant machen.

Die Sammelbienen animieren sich durch Tanz im Stock dazu, in großer Zahl auszufliegen und die Sammeltätigkeit aufzunehmen. Weiterhin verteilen sie den Duft und Kostproben des gefundenen Nektars, um ihre Kol-

Die mit Honig gefüllten Wabenzellen wurden von den Bienen mit einer dünnen Wachsschicht überzogen.

leginnen anzuregen, mitzusammeln. Junge, unerfahrene Bienen werden auf ihren ersten Sammelflügen von erfahrenen Sammlerinnen begleitet und so wird alles getan, um für die Aufgabe des Nahrungssammelns zu begeistern. Vor allem vitale, starke Bienenvölker sorgen für die beste Qualität von reifem Honig in den Zellen ihrer Honigwaben.

Zur Honigbereitung sammeln Bienen entweder Blütennektar, woraus Blütenhonig entsteht, oder Honigtau für Waldhonig. Honigtau ist ein stark zuckerhaltiger Saft, welcher durch verschiedene Läuse, Zikaden und Blattflöhe aus Pflanzensäften gebildet wird.

Die Honigbiene versetzt diese Säfte weiter mit eigenen Enzymen aus dem Kauapparat und ihrem Honigmagen. Im Anschluss werden Nektar bzw. Honigtau zum Eindicken in den Wabenzellen eingelagert. Die Wabenzellen werden mit einer dünnen Wachsschicht verschlossen, wenn der Feuchtigkeitsgehalt im Honig abgesunken ist. In der Imkersprache wird von der »Verdeckelung« des reifen Honigs gesprochen. Meistens hat der Honig dann weniger als 18 Prozent Wassergehalt. Es gibt jedoch auch Ausnahmen und die Bienen verdeckeln ihre Honigwaben bei schlechten Witterungsverhältnissen (hohe Luftfeuchte) oder bei Massentracht, obwohl der Honig noch mehr als 18 Prozent Wasser enthält.

Die dünne Wachsschicht über den Zellen nennt man »Verdeckelungswachs«, worauf wir beim Bienenwachs (siehe Seite 89) und bei Propolis (siehe Seite 114) noch zurückkommen werden.

In den verdeckelten Wabenzellen bleibt der Honig meistens flüssig und dient als Nahrungsreserve für folgende Generationen. Nur in seltenen Fällen kristallisiert Honig in den Wabenzellen aus.

Honig ist für die Bienen der gesündeste Kraftspender, um Wärme zu erzeugen und alle Lebensprozesse des Volkes am Laufen zu halten. Bienenvölker sind existenziell auf die beste Honigqualität angewiesen. Und dies macht sie zu Spezialistinnen im nachhaltigen Umgang mit Blüten und der großartigen Aufwertung des süßen Nektars zu exzellentem Honig.

Um das besondere Nahrungsmittel Honig auch nach der Entnahme aus dem Bienenstock zu schützen, ist in der Honigverordnung durch das Bundesministeriums für Ernährung und Landwirtschaft lebensmittelrechtlich genau geregelt, was als Honig bezeichnet und als solcher verkauft werden darf. Für Honig gibt es verschiedene Unterscheidungsmerkmale.

Unterscheidung nach botanischer Herkunft:

- Blütenhonig (beispielsweise Akazienhonig oder Sonnenblumenhonig),
- Honig aus Nektar und Honigtau (beispielsweise Kastanienhonig oder Lindenhonig),
- Honigtauhonig (beispielsweise Fichtenhonig oder Tannenhonig).

Unterscheidung nach Gewinnungsart:

- Waben- oder Scheibenhonig,
- Honig mit Wabenteilen oder Wabenstücke in Honig,
- Tropfhonig,
- Presshonig,
- gefilterter Honig,
- Schleuderhonig.

Der Waben- oder Scheibenhonig stellt die naturbelassenste Qualität von Honig dar. Denn der Honig befindet sich, von den Bienen selbst verpackt, noch in den Zellen aus Bienenwachs. Das Trennen von Wachs und Honig durch schonendes Abtropfenlassen oder spezielles Schleudern, beinhaltet erste, auch maschinelle Arbeitsschritte. Naturwaben oder Honigwaben in Rähmchen können mit einem Messer herausgeschnitten und in einen Eimer gegeben werden. Mit einem Holzlöffel werden die Wabenstücke verrührt, bevor sie über Nacht durch ein Seihtuch in einen Eimer abtropfen können.

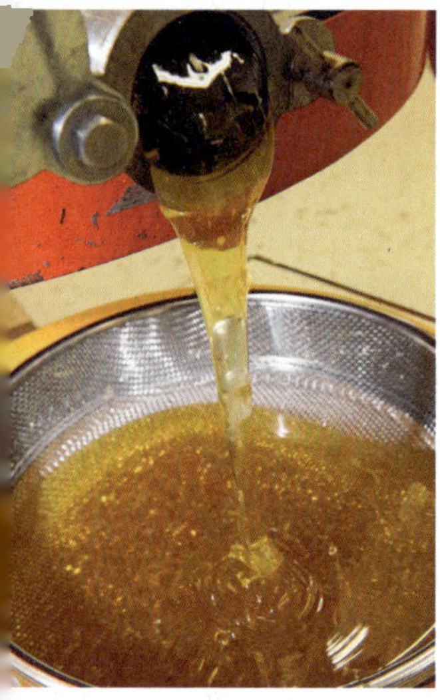

Schleuderhonig

Bei gefiltertem Honig werden zusätzlich durch die Verarbeitung auch Pollenkörner entfernt, die ursprünglich durch die Sammeltätigkeit der Bienen in jedem Honig enthalten sind.

Am meisten verbreitet ist die Honigernte durch das Schleudern der Honigwaben. Beim Drehen in der Zentrifuge wird der Honig tröpfchenweise an die Edelstahlwand der Schleuder gespritzt, läuft daran herunter und fließt durch die Öffnung am Boden der Schleuder ab. Er wird dann in einem Honigsieb oder einem Honigsumpf von feinsten Wachspartikeln gereinigt und anschließend in große Honigeimer oder -fässer gefüllt. Nach kurzer Zeit steigen eingeschlossene Luftbläschen auf, der Schaum kann anschließend mit einem Löffel oder Lebensmittelspachtel auf der Oberfläche abgenommen werden – in der Imkersprache als »Abschäumen« bezeichnet. Erst danach wird der Honig gegebenenfalls gerührt und in Gläser abgefüllt.

Weil Honig je nach Sorte nach wenigen Tagen bis zu mehreren Monaten kristallisiert, kann es sein, dass Imkereien oder Betriebe der industriellen Verarbeitung den kristallisierten Honig aus Großgebinden durch Wärme verflüssigen (»auftauen«), um ihn anschließend abfüllen zu können. Im Zusammenhang mit der Verwendung von Honig in der Apitherapie ist es aber wichtig zu wissen, dass jede Erwärmung von Honig seine Qualität mindert.

Um die Qualität des Honigs nach der Ernte möglichst zu erhalten, muss er kühl, trocken und lichtgeschützt gelagert werden. Honig ist hygroskopisch. Er zieht Wasser aus der Luft an. Deshalb sollten Honiggläser nicht unnötig lange offen stehen gelassen werden.

Weil Honig ein wertvolles und teures Lebensmittel ist, gibt es immer wieder Fälschungen oder er wird mit minderwertigen Süßstoffen vermischt und gestreckt. Aber auch reine Honige aus verschiedenen Kontinenten stehen heute als Mischungen zum Verkauf, um möglichst immer denselben Honiggeschmack präsentieren zu können: eine Entwicklung, die individuellen, lokalen und besonderen Geschmackskomponenten und Ausprägungen entgegensteht.

Die sogenannte Blütenbildung, weiße Flecken, die seitlich durch transparentes Honigglas manchmal zu sehen sind, ist ein Zeichen für einen sehr geringen Wassergehalt in diesem Honig. Sie entsteht, wenn der Honig im Glas weiter auskristallisiert, nachdem er zunächst flüssig oder cremig abgefüllt wurde. Bei der Kristallisation wird freies Wasser durch Zuckerkristalle gebunden, bei geringem Wasseranteil wird stattdessen Luft eingeschlossen. Die Blütenbildung ist damit ein Qualitätszeichen für reifen Honig im Glas, der einen geringen Feuchtigkeitsgehalt aufweist.

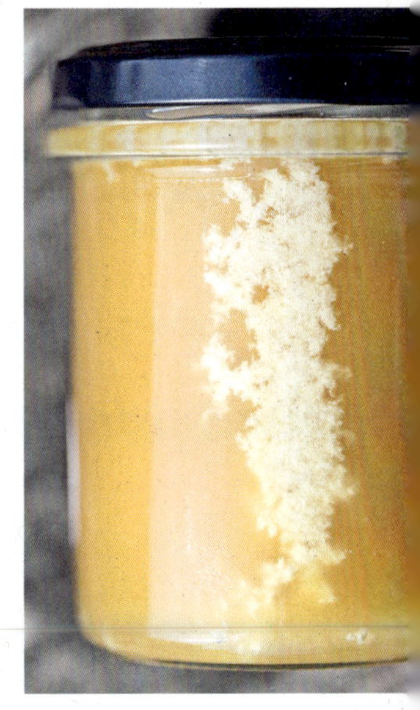

Qualitätsmerkmal Blütenbildung

Lebensmittel – Heilmittel – Functional Food?

6000 Jahre alt sind die ältesten schriftlichen Zeugnisse, welche die Anwendung von Honig als Heilmittel belegen. Bereits die alten Ägypter setzten Honig äußerlich zur Behandlung von Wunden wie auch innerlich gegen verschiedene Erkrankungen ein.

In diesem Kapitel wenden wir uns dem Honig als Nahrungs- und Heilmittel zu, welcher – neben zahlreichen anderen Anwendungsgebieten – auch heute noch zur Wundbehandlung eingesetzt wird.

Heilwirkungen bestimmter Lebensmittel wie beispielsweise Honig dürfen in der Europäischen Union bei der Vermarktung nicht angegeben werden. Ist ein zusätzlicher gesundheitsförderlicher Aspekt wissenschaftlich nachgewiesen, so dürfen die Produkte, die diese Inhaltsstoffe enthalten, als »funktionelle Lebensmittel« *(functional food)* vermarktet werden. Die gesundheitsbezogenen Aussagen müssen jedoch von der Europäischen Behörde für Lebensmittelsicherheit *(EFSA)* anerkannt und entsprechend deren Formulierungen verwendet werden – die sogenannten *Health Claims*. Für Honig gibt es bislang aber weder eine Zulassung noch einen Antrag auf eine Zulassung bei der Lebensmittelbehörde. Deshalb darf die Imkerei auf dem Etikett keine Angaben zur Heilwirkung von Honig machen.

Wertvolle Inhaltsstoffe des Honigs

Honig besteht in erster Linie aus Kohlenhydraten, Wasser, Enzymen, sekundären Pflanzenstoffen, Pollen, Mineralien, Spurenelementen und Vitaminen. Die Kohlenhydrate sind (neben einigen Vielfachzuckern) im Wesentlichen die Einfachzucker Fruktose und Glukose. Bei den meisten Honigsorten überwiegt der Fruktosegehalt. Das Verhältnis dieser beiden Zuckerarten ist für die Konsistenz des Honigs verantwortlich: Wenn der Fruktoseanteil überwiegt, ist der Honig flüssiger, bei hohem Glukosegehalt wird der Honig schneller fest. Während der Lagerung des Honigs verändert sich der Mengenquotient zwischen Glukose und Fruktose, was daran zu erkennen ist, dass frisch abgefüllter flüssiger Honig – je nach Sorte – nach einer gewissen Zeit auskristallisieren kann. In den flüssigen Honigsorten wie beispielsweise Akazienhonig und Waldhonig von Nadelbäumen überwiegt im Allgemeinen der Fruktosegehalt deutlich.

Vor dem Abfüllen kann die Konsistenz des Honigs beeinflusst werden. Rühren macht den Honig cremiger. Vom »Impfen« wird gesprochen, wenn

Honig und seine vielfältigen Heilwirkungen

Honig enthält neben verschiedenen Zuckerarten unter anderem:

- Enzyme (das sind Eiweiße, welche bestimmte Stoffwechselprozesse bewirken),
- antibiotisch wirkende Substanzen,
- Milchsäurebakterien,
- antientzündliche Substanzen,
- Antioxidantien,
- Vitamine,
- Mineralstoffe und Spurenelemente.

Verschiedene antibiotische Substanzen, welche im Honig enthalten sind, richten sich nicht nur gegen Bakterien, sondern auch gegen manche Pilze (antimykotische Stoffe) und gegen Viren (antivirale Substanzen). Es kommt nicht zur Ausbildung von Resistenzen, da Honig eine Vielzahl an antibiotischen Substanzen enthält. Zugleich unterstützen die enthaltenen Milchsäurebakterien den Aufbau einer gesunden Standortflora (sowohl beispielsweise im Mund- und Rachenbereich als auch bei Wunden). Diese unterstützt dann zusätzlich das Heilungsgeschehen im entzündeten Bereich. Sowohl enthaltene Enzyme als auch die Bildung von Wasserstoffperoxid in kleinsten Mengen sorgen für die Reinigung der entzündeten Haut und Schleimhaut.

zusätzlich feinkristalliner Honig in flüssigen Honig eingerührt wird, um die feine Kristallisation des flüssigen Honigs in Gang zu setzen und cremigen Honig zu erhalten.

Die beiden Einfachzucker Glukose und Fruktose stellen dem menschlichen Organismus rasch Energie zur Verfügung. Doch die vielfältigen gesundheitsförderlichen Eigenschaften von Honig sind vielmehr auf die zahlreichen Enzyme und auf vielfältige sekundäre Pflanzenstoffe zurückzuführen, welche neben verschiedenen antibiotischen Eigenschaften unter anderem auch eine antioxidative Wirkung haben. Oxidative Prozesse finden im Körper durch psychischen wie auch körperlichen Stress, starke Sonneneinstrahlung, Elektrosmog oder Belastung durch Umweltgifte statt. Dabei entstehen schädliche Stoffe, die Zellstrukturen schädigen und zu schweren Erkrankungen (wie Krebs) führen können. Die enthaltenen Antioxidantien machen die schädlichen Stoffe unwirksam. Honig kann so zu einem wertvollen »Ausgleicher« zahlreicher Belastungen, denen wir ausgesetzt sind, werden.

Honig enthält auch Blütenpollen, der zur Bestimmung von Sortenhonigen wichtig ist. Auf dem Markt ist filtrierter Honig erhältlich, bei welchem die Pollenkörner herausgefiltert werden. Die Möglichkeit, diesen Honig als »hypoallergen« und somit für Menschen mit Heuschnupfen als gut verträglich zu bewerben, lädt leider so manche Firma aus dem Bereich der Lebensmittelindustrie zu dieser starken Verarbeitung des Honigs ein.

Qualitative Veränderungen des Honigs durch Licht und Wärme

Durch UV-Licht, Wärmeeinwirkungen und zahlreiche andere Prozesse werden die wertvollen Inhaltsstoffe des Honigs rasch verringert oder sogar zerstört. Antioxidantien vertragen keine hohen Temperaturen und auch die enthaltenen Enzyme sind hitzeempfindlich. Die Enzyme im Honig, welche unter anderem auch an den antientzündlichen und wundheilungsfördernden Eigenschaften entscheidend beteiligt sind, werden aber auch durch das Erhitzen in der Mikrowelle zerstört. Sie sind meist schon nicht mehr nachweisbar, wenn man Honig für nur wenige Sekunden darin erwärmt.

Durch Erwärmen (bei unsachgemäßer Lagerung) entsteht aus der Fruktose im Honig der Stoff Hydroxymethylfurfural (HMF); er ist ein Indikator in der Qualitätskontrolle von Honig. In frisch abgefülltem Honig sollte er nur in ganz geringen Konzentrationen oder gar nicht nachweisbar sein.

Auch Licht hat einen Einfluss auf die qualitative Veränderung von Honig. Dies wird anhand der farblichen Veränderungen deutlich, wenn Honig zwar kühl, jedoch an einem hellen Ort gelagert wird. Steht Honig über Monate in einem transparenten Glas im Regal, wo er Licht und Wärme ausgesetzt ist, steigt der HMF-Wert deutlich an. Bei Wein konnte nachgewiesen werden, dass der HMF-Wert durch Licht (auch wenn es nicht mit Wärme verbunden ist) den HMF-Wert in die Höhe treibt. Für Honig ist der biochemische Mechanismus hierfür nicht klar. Biochemisch nachgewiesen ist jedoch, dass das Enzym Glucose-Oxidase, welches für die antibiotischen Eigenschaften von Honig entscheidend verantwortlich ist, durch Licht zerstört wird. Wir kommen darauf auf Seite 53 näher zu sprechen. Licht hat demnach einen Einfluss auf die qualitative Veränderung des Honigs. Vor diesem Hintergrund ist es bedauerlich, dass Honig von den Imkereien fast ausschließlich in Transparentgläser abgefüllt wird und im Ladenregal meistens während des ganzen Tages Licht ausgesetzt ist. Die Umstellung auf Braun- oder Violettglas durch die Imkereien würde für den Qualitätserhalt des Honigs durchaus Sinn machen. Der Grund, weshalb Honig meist im Transparentglas erhältlich ist, liegt wohl daran, dass die Kundschaft Farbe und Konsistenz des Honigs vor dem Kauf gerne wahrnehmen möchte.

Der ursprüngliche Verdacht, dass HMF, das auch in anderen Lebensmitteln wie Kaffee, Fruchtsäften und mit Zuckercouleur gefärbten Lebensmitteln enthalten sein kann, gesundheitsschädigend oder sogar krebserzeugend sei, wurde vom Bundesinstitut für Risikobewertung untersucht. Man kam zu der Einschätzung, dass nach momentanem Wissensstand kein Risiko besteht.

Ein zu hoher HMF-Gehalt im Honig zeigt aber an, dass unsachgemäße Lagerung oder Behandlung zu einem Qualitätsverlust führen, welchen man geschmacklich nicht unbedingt erkennen kann; insofern ist der HMF-Wert ein wichtiger hinweisgebender Indikator, der auf qualitätsmindernde Prozesse hindeutet.

Der Grenzwert für den HMF-Wert im Honig ist in der Honigverordnung mit 40 mg/kg geregelt. Ein darüber hinausgehender HMF-Gehalt von maximal 80 mg/kg wird in Honigen mit angegebenem Ursprung in Regionen mit tropischem Klima und Mischungen solcher Honigarten untereinander angegeben. Weiterhin darf nach der deutschen Honigverordnung Backhonig einen HMF-Gehalt über 40 mg/kg aufweisen. Nach den Richtlinien des Deutschen Imkerbundes dürfen Honige an HMF maximal 15 mg/kg bzw.

Nicht für Säuglinge

Honig wirkt antibiotisch, antimykotisch wie auch antiviral. Nicht wirksam ist er jedoch gegen Schimmelpilze und gegen Sporen, z. B. von *Clostridium botulinum*, dem Erreger des gefürchteten Botulismus. Die Sporen können in seltenen Fällen durch den Verzehr von Honig einen Botulismus auslösen, sofern die Magensäure nicht den notwendigen pH-Wert von 1,5 besitzt, um die Sporen abzutöten. Obwohl dies sehr selten vorkommt, ist Honig deshalb offiziell nicht für die Säuglingsernährung zugelassen, sondern erst ab dem zweiten Lebensjahr, denn die Magensäure ist beim Säugling noch nicht so weit entwickelt, dass davon auszugehen wäre, dass die Sporen von *Clostridium botulinum* sicher abgetötet werden.

maximal 5 mg/kg bei natürlich enzymschwachen Honigen aufweisen. Die Demeter- Richtlinien für Bienenhaltung geben einen HMF-Grenzwert von maximal 10 mg/kg Honig vor.

Als »gesundes Süßungsmittel« ist Honig in einer vollwertigen Ernährung sehr beliebt und in kleinen Mengen durchaus sinnvoll. Wird er über 40 °C erhitzt, beispielsweise zum Backen oder zum Süßen von heißen Getränken, werden die enthaltenen Enzyme geschädigt und verlieren ihre Wirksamkeit. Honig kann beim Kochen – je nach Rezept – auch ganz am Ende zur geschmacklichen Abrundung noch zugegeben werden bzw. dann, wenn die Temperatur weniger als 40 °C beträgt.

Deshalb sollte man Tee auch erst dann mit Honig süßen, wenn er so weit abgekühlt ist, dass man ihn auch gut trinken kann (dann hat er in der Regel eine Temperatur von deutlich weniger als 40 °C). Gleiches gilt für das beliebte Hausmittel bei Heiserkeit und Rachenentzündung »Heiße Milch mit Honig«.

Pro- und Präbiotikum zugleich

Von Natur aus enthält Honig auch Hefen und Bakterien in niedrigen Konzentrationen, welche ausgesprochen gesundheitsförderlich sind. Hierunter befinden sich insbesondere Milchsäurebakterien, welche als Probiotika dazu beitragen, die Flora des menschlichen Verdauungstrakts zu erhalten bzw. aufzubauen. Hierbei sei nicht nur an die Darmflora gedacht; vielmehr beeinflussen die Milchsäurebakterien im Honig bereits die Flora der Mundhöhle.

Die im Honig – neben Fruktose und Glukose – auch noch enthaltenen Vielfachzucker stellen eine Nahrungsgrundlage (im Sinne eines Präbiotikums) für Bifidobakterien und Lactobazillen dar, welche einen wichtigen Teil der natürlichen Darmflora des Menschen ausmachen. Wenn diese mit Honig »gefüttert werden«, kann sich die Darmflora stabilisieren. Sind sie in ausreichender Zahl vertreten, können sich Pilze bzw. unerwünschte Problemkeime im Darm schwerer halten. Jede Darmflora enthält von Natur aus eine Mischung aus Pilzen und verschiedenen Bakterien, die zum Teil sauerstoffliebend (aerob) sind, zum Teil anaerob. Entscheidend für eine gesunde Darmflora ist, dass diese Mikroorganismen in einem bestimmten Mengenverhältnis zueinander stehen. Ist die Bakterienfraktion (z. B. nach einer Antibiotikabehandlung) gestört, können sich Pilze vermehren und bewirken oft Durchfälle und Blähungen.

Honig-Salz-Brot

Mithilfe der im Honig enthaltenen Wildhefen kann man sogar einen Gärprozess eines Brotteiges in Gang bringen und bei langer Teigführung ein gutes Ergebnis erzielen: das Honig-Salz-Brot. Die lange Teigführung ergibt sich aus der Tatsache, dass Wildhefen in nur sehr geringer Konzentration im Honig enthalten sind. Die enzymatischen, antioxidativen und antibiotischen Eigenschaften des Honigs gehen zwar durch das Backen verloren; aber um sie geht es hierbei nicht. Der Honig dient hier nur als Starter, um den Gärprozess in Gang zu setzen. Hierfür ist eine sehr geringe Menge Honig ausreichend: Ein Teelöffel Honig kommt auf 750 g Getreide. Das Rezept finden Sie auf Seite 64. Das Brot ist meist auch für Menschen geeignet, welche keine Hefe zu sich nehmen sollten (bei einer unausgewogenen Darmflora und Belastung durch Hefepilze), und ist auch ganz frisch verzehrt sehr bekömmlich.

Schleuderhonig versus Tropf- oder Presshonig

Vor der Entwicklung der Honigschleuder und der modernen Bienenbehausungen mit beweglichen und herausnehmbaren Wabenrähmchen hat man vorwiegend die Naturwaben entdeckelt und den Honig aus der umgedrehten Wabe in ein Gefäß tropfen lassen oder herausgepresst. Der Pollenanteil ist im Presshonig etwas höher als im Schleuderhonig, da kleinste Wachsstückchen in den Honig gelangen, welche etwas Pollen enthalten. Manche Imkerinnen und Imker verwenden zum Auspressen der Waben eine umfunktionierte Saftpresse oder drücken den Honig durch ein Sieb.

Durch die feine Verteilung des Honigs in Tropfenform beim Schleudern ist der Sauerstoffkontakt höher und Oxidationsprozesse finden quantitativ in einem höheren Maße statt, was die Qualität beeinträchtigt: Antioxidantien werden durch die Oxidation beispielsweise etwas dezimiert. Freilich wird der Honig durch das Schleudern nicht gänzlich in seiner Qualität verändert; es handelt sich vielmehr um feine Beeinträchtigungen, welche insbesondere dann bedacht werden können, wenn es um Heilprozesse geht.

Der Nachteil beim Auspressen der Honigwaben ist, dass die Waben damit zerstört werden und nicht wieder in das Volk zurückgehängt werden können. Auch beim Gewinnen von Tropfhonig besteht die Gefahr, dass Waben brechen und nicht wieder dem Volk zurückgegeben werden können. Deshalb kann für das Sonntagsbrötchen Schleuderhonig bevorzugt werden; wenn es darum geht, mit Honig ein Heilmittel herzustellen, könnte man (je nach Verfügbarkeit) hierfür idealerweise Tropf- oder Presshonig verwenden.

Ein anderer Aspekt, der bei der Unterscheidung zwischen Tropf-, Press- und Schleuderhonig einbezogen werden kann, ist nicht unbedingt auf der stofflichen Ebene abbildbar.

Die Tatsache, dass die Bienen ihren Stock verlassen und in die Umgebung ausfliegen, um Nektar zu sammeln, kann man als Zentrifugalbewegung betrachten. Mit einer Zentrifugalbewegung wird die Entfernung vom Zentrum bezeichnet (lat. *fugere* = fliehen). Die Rückkehr der Sammlerinnen und das Eintragen des Nektars in die Wabenzellen stellt hierzu gegenläufig eine Zentripetalbewegung, die zum Zentrum hin gerichtete Bewegung, (lat. *petere* = streben nach) dar. Hiermit findet das Sammeln des Nektars und dessen Weiterverarbeitung im Bienenstock gewissermaßen einen Abschluss; sobald sich der Nektar verdeckelt in den Wabenzellen befindet, reift er nur noch nach.

Diese beiden Gegenbewegungen – Zentrifugal- und Zentripetalbewegungen – kennzeichnen das Leben der Bienen auf zahlreichen Ebenen. Das Bienenvolk bildet im Winter eine dichte Traube um die Königin im Zentrum herum. Im Winter ist die Traube dichter als beispielsweise in einer Nacht der milderen Jahreszeit. Mit zunehmender Temperatur wird der räumliche Zusammenhang der Bienen als Traube immer loser; sie löst sich in Zeiten der Sammeltätigkeit bei Tage (z. B. um Nektar, Pollen oder Baumharze zu sammeln) auf. Je nach Tracht kann sich die Biene während ihrer Sammeltätigkeit drei bis fünf Kilometer vom Stock entfernen. Ausdehnen und Zusammenziehen sind also die beiden Momente, welche den Zusammenhang des Volks charakterisieren. Innerhalb der dichten Wintertraube bzw. in der Nacht, bei welcher es darum geht, die Königin im Zentrum zu schützen sowie zu wärmen und die dortige Temperatur konstant zu halten, findet eine permanente Umwälzung der Bienentraube statt. Im Winter rotieren diejenigen Bienen, welche sich im Zentrum der Traube um die Königin herum befinden, nach und nach auf die Oberfläche der Traube und umgekehrt. Es findet permanent ein kleiner Kreislauf von innen nach außen und von außen nach innen statt: ein konstantes Spiel zwischen Ballen und Lösen.

Beim Schleuderprozess, bei welchem der Honig in kleinen Tröpfchen an die Wand der Schleuder fliegt, haben wir es physikalisch mit Zentrifugalkräften zu tun, einer Gegenbewegung zum Eintragen des Nektars. Zudem werden hierbei Geschwindigkeiten erreicht, welche im natürlichen Lebenszusammenhang eines Bienenvolkes niemals erreicht werden. Lassen wir hingegen den Honig aus den Wabenzellen heraustropfen oder pressen wir diese aus, so stellt der Vorgang keinen nennenswerten Gegenimpuls zu jener Zentripetalbewegung dar, welche im Eintragen des Blütennektars (bzw. von Honigtau) zu sehen ist. Auf Seite 47 wurden Oxidationsprozesse genannt, welche beim Schleudern des Honigs stattfinden; weitere mögliche Auswirkungen des Schleuderns auf die Honigqualität könnten Gegenstand zukünftiger Forschungen sein. An dieser Stelle kann das Wirkphänomen der sogenannten »Imponderabilien« genannt werden (vom Lateinischen *imponderabilis* = unwägbar). In unseren Zusammenhängen ist mit diesem Begriff das »Wirkmoment« auf eine Substanz gemeint, welches als möglicherweise qualitätsbeeinflussend anzusehen, aber nicht materiell messbar ist.

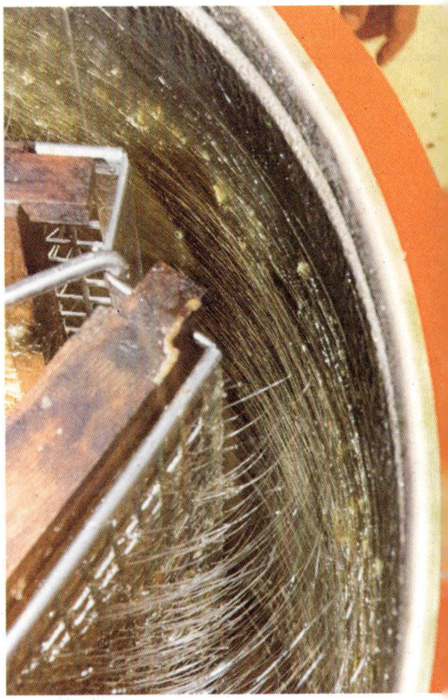

Beim Schleudern wirken Zentrifugalkräfte auf die Waben ein.

Letztlich kann aber zusammenfassend gesagt werden: Honig zu schleudern, ist eine praktische Handhabe, welche unter wirtschaftlichen Aspekten dem Abtropfenlassen und Pressen vorzuziehen ist. Außerdem ist die Methode »bienenfreundlicher«, weil die Waben in das Volk zurückgehängt werden können. Deshalb soll hier keine Bewertung vorgenommen werden, sondern lediglich festgehalten werden, dass Schleuderhonig versus Press- bzw. Tropfhonig jeweils ein qualitativ anderer ist, auch wenn er von derselben Tracht vom selben Bienenvolk stammt.

Neben unterschiedlichen Ernteverfahren des Honigs können weitere Arbeitsschritte in ihrer Wirkung auf den Honig einbezogen werden. Wird der Honig nach der Ernte und vor dem Abfüllen gerührt? Und wenn ja, von Hand oder mit einem elektrischen Rührstab? Wird er direkt in Gläser abgefüllt oder vorerst in ein größeres Gebinde (und aus welchem Material besteht dieses)? Es handelt sich um die Geschichte des Honigs ab Verlassen des Bienenstocks bis zum Verzehr; und diese Geschichte fließt in den Honig als Heilmittel ein. Für die Herstellung von Haus- und Heilmitteln können Sie nach persönlichem Empfinden die bestmögliche Qualität, welche gerade erhältlich ist, verwenden. Möchten Sie beispielsweise einen Heilkräuterhonig herstellen (Rezepte ab Seite 60) und können Sie die entsprechende Heilpflanze in der Natur oder im Garten pflücken, haben aber gerade keinen Tropf- oder Presshonig zur Verfügung, so ist es sinnvoll, Schleuderhonig zu verwenden, anstatt auf die Herstellung zu verzichten.

Sortenhonige und ihre therapeutischen Wirkungen

Von Sortenhonig spricht man, wenn er vorwiegend aus dem Nektar einer dominierenden Pflanzenart stammt, z. B. Linden-, Heide-, Thymian- oder Rapshonig. Damit Sortenhonig als solcher etikettiert werden darf, muss er zu mindestens 60 Prozent aus dem Nektar oder dem Honigtau der angegebenen Sorte stammen. Anhand des mikroskopischen Aussehens der im Honig enthaltenen Pollenkörner, deren elektrischer Leitfähigkeit sowie des typischen Geschmacks und Geruchs kann geprüft werden, ob es sich um einen Sortenhonig handelt. Freilich können auch Pollen anderer Pflanzen, welche die Bienen an ihrem Haarkleid tragen, in den Honig gelangen. Wildblütenhonig stammt vom Nektar nicht kultivierter Pflanzen und hat daher laut Verordnung nicht den Charakter eines Sortenhonigs.

Sortenhonige sind meist mit der Wanderimkerei verbunden. Zur Blütezeit einer bestimmten Tracht werden die Bienenstöcke an den entsprechenden Standort gebracht. Für die Bienen bedeutet dies jedoch Stress. Die Entfernung zum Trachtgebiet und der fachgerechte Transport entscheiden in erster Linie darüber, ob die Umsiedelung tierethisch vertretbar ist.

Den Sortenhonigen kommt therapeutisch insofern eine Bedeutung zu, als dass der gesammelte Nektar die Heilkraft der jeweiligen Pflanze in den Honig hineinträgt. Man könnte auch sagen, dass die Heilkraft der Pflanze gewissermaßen noch potenziert wird: eine Wirksteigerung durch enthaltene Bienenenzyme, sekundäre Pflanzenstoffe, Milchsäurebakterien etc.

Die vorrangige Heilwirkung der jeweiligen Trachtpflanze gibt einen Hinweis auf die Wirkrichtung des Sortenhonigs. Lindenblüten *(Tilia)* erweisen sich beispielsweise als Tee hilfreich bei Husten und Fieber. Folglich kann Lindenblütenhonig unter anderem bei diesen Symptomen hilfreich eingesetzt werden. Lavendelhonig *(Lavandula)* kann bei Schlafproblemen bzw. starken seelischen Belastungen hilfreich wirken, um am Abend besser entspannen zu können, gemäß der Wirkung dieser Blütenpflanze. Fenchel *(Foeniculum)* fördert den Zilienschlag in den Bronchien; d. h., die feinen Härchen auf der Bronchialschleimhaut bewegen sich nach oben, also zum Rachen hin. Durch den verstärkten Zilienschlag kann Schleim besser abtransportiert und abgehustet werden. Thymian *(Thymus)* fördert ebenfalls den Auswurf und wirkt zudem antibiotisch.

Besonders erwähnt werden sollen hier noch die bitteren Sortenhonige wie Buchweizenhonig oder Edelkastanienhonig. Bitterstoffe haben auf der körperlichen Ebene etwas stark Zusammenziehendes, Kräftigendes und sie regen die Peristaltik im Verdauungstrakt an. Psychisch regen Bitterstoffe die Willenskraft an, steigern gerade auch bei depressiven Menschen den Antrieb. Auf unserer Zunge tragen wir verschiedene Geschmacksrezeptoren für unterschiedliche Geschmacksqualitäten, so auch speziell für Bitterstoffe. Interessant ist eine neuere Entdeckung der Medizin, dass wir Bitterstoffrezeptoren auch im Bereich der Bronchien und im Verdauungstrakt besitzen, wo wir gar keine bewusste Sinneswahrnehmung eines bitteren Geschmacks haben können (beispielsweise im Dickdarm). Die Anthroposophische Medizin setzt bitterstoffreiche Heilmittel bereits seit längerer Zeit ergänzend bei Bronchialleiden ein. Im Bronchialtrakt bewirkt die Reizung der Bitterstoffrezeptoren eine Weitstellung der Bronchien, was lindernd bei Asthma und Bronchitis wirkt.

Honig zur Wundbehandlung

In den letzten Jahren wurde der Manukahonig zu einem der wissenschaftlich am meisten beachteten Honigsorten. Er stammt von der Südseemyrte *(Leptospermum)*, welche mit dem Teebaum verwandt und in Neuseeland und Australien beheimatet ist. Er hat einen hohen Gehalt an Methylglyoxal (abgekürzt MGO), welches ihn so wertvoll macht hinsichtlich seiner antiseptischen, entzündungshemmenden und wundheilungsfördernden Eigenschaften. Methylglyoxal ist ein Produkt des Abbaus von Einfachzuckern. Im Manuka-Honig ist es sehr stabil, durch Lagerungsfehler des Honigs oder Erhitzen können aber auch hier die antibiotischen Eigenschaften unwirksam gemacht werden.

Manukahonig ist die Basis für die Herstellung von Medihoney, ein medizinischer Honig, welcher eine offizielle Zulassung als Arzneimittel besitzt und äußerlich zur Wundbehandlung eingesetzt wird. Er ist in kleinen Tuben (20 ml) sehr hochpreisig ausschließlich über den Apothekenfachhandel erhältlich. Vom Hersteller wird er vorab mit Gammastrahlen sterilisiert, damit er absolut keimfrei ist. (Herkömmlicher Honig ist nicht keimfrei.) Ein Erhitzen würde die wertvollen Enzyme, welche der Wundreinigung dienen, zerstören. Mit dem ursprünglichen Naturprodukt ist dieser medizinische Honig also nur bedingt vergleichbar. Er wird auch von Universitätskliniken bei schlecht heilenden infizierten Wunden teilweise mit beachtlichem Erfolg angewendet. Insbesondere bei einer Besiedelung des Wundgebiets mit resistenten Keimen sowie bei Verbrennungen ist Medihoney vielversprechend.

Bakterienresistenz

Von (multi-)resistenten Keimen (oder auch von sogenannten »Krankenhauskeimen«) spricht man, wenn das Bakterium durch einen Großteil der verfügbaren Antibiotika nicht mehr bekämpft werden kann. Im Labor kann man auf einem Nährmedium einen Keim vermehren und dann der Reihe nach an verschiedenen Stellen jeweils ein anderes Antibiotikum auf den Nährboden geben. An allen Stellen, wo sich der Keim trotzdem weiter vermehren kann, liegt eine Resistenz gegen das dort aufgebrachte Antibiotikum vor. Dieses Verfahren nennt man Antibiogramm; so kann man vor Behandlungsbeginn herausfinden, welches Antibiotikum überhaupt in der Lage ist, den vorliegenden Keim zu bekämpfen.

Im Honig ist eine sehr große Bandbreite an natürlicherweise vorkommenden antibiotisch wirksamen Stoffen enthalten. Ein Bakterium ist aber nie gegen alle diese Substanzen zugleich resistent; deshalb ist auch bei Besiedelung mit multiresistenten Keimen bei der Behandlung mit Honig meist eine Wirksamkeit zu erwarten. Hinzu kommen noch die antioxidativen Eigenschaften des Honigs. In jedem entzündlichen Geschehen finden Oxidationsprozesse statt; es entstehen freie Radikale und dadurch werden im Wundgebiet beispielsweise Vitamine und andere Radikalfänger wie Spurenelemente verbraucht. Der Aufbau von neuem Gewebe wird hierdurch noch erschwert; hier kann Honig ausgleichend wirken.

Honig lichtgeschützt lagern!

So können negative Einflüsse durch Lichteinstrahlung auf die Qualität des Honigs vermieden werden:

- Braun- oder Violettglas verwenden. Für medizinische Anwendungen kann die Imkerei des Vertrauens den Honig im Frühjahr oder Sommer frisch in einige dieser Gläser abfüllen.
- Honig in Transparentgläsern bis zur Verwendung im Karton lassen. Beim Verkauf nur ein Ansichtsexemplar ausstellen, damit Farbe und Konsistenz des Honigs zu sehen sind.
- Transparentglas mit einem (möglichst dunkel eingefärbten) Etikett bekleben, welches die gesamte Höhe des Glases abdeckt und vollständig ringsherum geht. Farbe und Konsistenz des Honigs sind dann noch am Boden des Glases zu sehen.
- Sinnvoll wäre ein Hinweis auf die Lichtempfindlichkeit des Honigs auf dem Etikett.

Antibakterielle Wirkung des heimischen Honigs

Mehrere heimische Honigsorten (Löwenzahn, Edelkastanie, Lindenblüte) enthalten Glucose-Oxidase (GOX), ein Enzym, das beim Abbau von Glukose Wasserstoffperoxid in kleinen Mengen freisetzt und so die Vermehrung von Pilzen, Bakterien und Viren hemmt. Der Gehalt an Glucose-Oxidase in heimischem Honig kann überprüft und dann auf der Verpackung angegeben werden (z. B. GOX 100+ oder GOX 50+). Die Wirksamkeit auch gegen sogenannte Krankenhauskeime wird bei den entsprechenden Honigen im Labor bestätigt. Damit sie ihre Wirksamkeit behalten, ist es wichtig, dass der Honig kühl und dunkel gelagert wird. Glucose-Oxidase wird durch Licht zerstört.

Dieses Enzym verleiht dem Honig viele seiner wundheilenden Eigenschaften, da es zu einer biochemischen Reaktion führt, bei der kontinuierlich winzige Mengen an Wasserstoffperoxid abgegeben werden, wenn es mit der Wundflüssigkeit in Verbindung kommt. Wasserstoffperoxid ist an der Wundreinigung und damit am Heilungsprozess von Wunden entscheidend beteiligt.

Der Gehalt an antibiotisch wirksamen Enzymen variiert bei Mischhonigen, abhängig davon, welcher Nektar einer Trachtpflanze am stärksten enthalten ist. Enthält ein Sommerblütenhonig z. B. einen vergleichsweise hohen Anteil an Edelkastanie, so ist der GOX-Wert höher als bei einer anderen Trachtzusammensetzung ohne Edelkastanie. Bei Sortenhonigen (wie z. B. bei Thymian-, Linden- oder Fenchelhonig) wirkt die entsprechende Heilpflanze durch den Honig in verstärkter Weise hindurch (siehe Seite 50); bei Mischhonigen (wie beispielsweise Wildblüten- oder Frühjahrsblütenhonig) treffen wir eine Vielfalt an therapeutischen Wirkungen an. Wird beispielsweise bei einer Erkältungskrankheit ein Wildblütenhonig mehrmals täglich in kleinen Mengen (jeweils ½ bis 1 Teelöffel) verzehrt, so können die darin oft vertretenen Blüten (z. B. Thymian, Königskerze) lindernd gegen Husten wirken und den Auswurf fördern; ist auch Honigtau – z. B. von Fichtentrieben – von den Bienen in diesen Honig hineingearbeitet, so haben wir auch noch deren Wirkkomponente dabei.

Bei allen entzündlichen Prozessen tragen die Honigenzyme zur Reinigung der entzündeten Haut bzw. Schleimhaut bei.

In der Volksheilkunde wurde Honig unter anderem zur Wundbehandlung über viele Jahrtausende eingesetzt. Hier kommt noch ein weiterer Faktor hinzu, welcher bei medizinischem Honig entfällt: Honig enthält, wenn er dem Bienenstock entnommen wird, zahlreiche wertvolle Mikroorganismen wie beispielsweise Milchsäurebakterien, welche in der traditionellen Wundbehandlung mit Honig zum Aufbau einer gesunden Wundflora beitragen (welche mit der umgebenden Haut bzw. Schleimhaut verwandt sein sollte). Das Wundgebiet wird in diesem Fall nicht nur durch die Honigenzyme gereinigt, sondern zugleich insbesondere mit Milchsäurebakterien beimpft. Die sogenannte »lokale Kolonisationsflora« wird dadurch in eine gesundende Richtung verändert. Es handelt sich bei dem Begriff »Kolonisationsflora« um all jene Keime (Bakterien und in einem gewissen Maße auch Pilze und Viren), welche natürlicherweise einen »Standort« besiedeln – hier das Wundgebiet. Bakterien bilden im Bereich der gesunden Besiedelung den Hauptanteil. Der Ausdruck »Flora« ist historisch entstanden, weil man früher Bakterien zu den Pflanzen zählte.

Für die zur gesunden Kolonisationsflora gehörenden Mikroorganismen ist charakteristisch, dass sie sich in der Konkurrenz gegenüber anderen Mikroorganismen erfolgreich durchsetzen können und ihren Wirt vor diesen »Eindringlingen« zu schützen vermögen. Diese gesunde Kolonisationsflora von Haut und Schleimhäuten stellt einen Teil des körpereigenen Abwehrsystems dar. Durch eine gesunde Besiedelung der Haut und Schleimhäute sowie einer Wunde können also Problemkeime im Wundgebiet an der Vermehrung gehindert werden.

Medizinischer Honig (siehe Seite 51) ist durch die Behandlung mit Gammastrahlen steril; die normalerweise enthaltenen Milchsäurebakterien werden hierbei abgetötet. Somit trägt diese Alternative zu herkömmlichen schulmedizinischen Wundpflegemitteln nicht zum Aufbau einer natürlichen Kolonisationsflora im Wundgebiet bei.

Hersteller des medizinischen Honigs beanspruchen für sich ein Alleinstellungsmerkmal und raten von Wundbehandlungen mit nichtmedizinischem Honig in jedem Fall ab. Mehrere Untersuchungen mitteleuropäischer Honigsorten belegen jedoch eindeutig auch deren starke antibiotische Wirkung bei hohem GOX-Gehalt. Aber es sollte dabei beachtet werden, dass Honig auf seinem Weg von der Wabenzelle bis zur behandelten Wunde verunreinigt worden sein kann. Eine Anwendung von unbehandeltem Bienenhonig zur Wundbehandlung geschieht deshalb ausschließlich auf eigenes Risiko. Für die äußerliche Behandlung von Wunden ist er gesetzlich nicht zugelassen.

Unerwünschte Inhaltsstoffe im Honig

Die positiven Eigenschaften des Honigs sollten möglichst nicht durch unerwünschte Inhaltsstoffe vermindert werden. Diskutiert werden in diesem Zusammenhang häufig der Gehalt an Pyrrolizidinalkaloiden und Spuren von Pestiziden in Bio-Honig.

Pyrrolizidine sind sogenanne sekundäre Pflanzenstoffe. Diese sind Stoffe, welche für den Pflanzenstoffwechsel selbst (den Primärstoffwechsel) nicht zwingend lebensnotwendig sind. Sie haben für die Pflanzen vielfältige Bedeutungen, z. B. zur Abwehr von Schädlingen und Krankheitserregern, Lockfunktion gegenüber Bestäubern bzw. Lebewesen, welche die Pflanzensamen verbreiten. Weiter gehören hierzu auch Substanzen, welche der Stabilität einer Pflanze und der Verfestigung der Oberfläche (zum Verdunstungsschutz) dienen. Diese sekundären Pflanzenstoffe haben für den Menschen vielfach eine gesundheitsfördernde Wirkung und werden pharmazeutisch vielfältig genutzt. Hierunter fallen unter anderem Antioxidantien, entzündungshemmende Stoffe und auch pflanzliche Hormone (beispielsweise Phytoöstrogene). Manche haben aber auch unerwünschte Wirkungen.

Die Pyrrolizidinalkaloide gehören in diese Gruppe des pflanzlichen Sekundärstoffwechsels. Sie werden von zahlreichen Blütenpflanzen, z. B. aus der Gruppe der Korbblütler oder auch der Raublattgewächse, gebildet. Werden diese Substanzen im Stoffwechsel von Säugetieren umgewandelt, können Toxine entstehen; dies ist beispielweise vom Jakobskreuzkraut *(Jacobaea vulgaris)* oder Natternkopf *(Echium vulgare)* bekannt. Da es sich bei vielen Blütenpflanzen, welche Pyrrolizidinalkaloide bilden, um solche handelt, welche auch von Bienen besucht werden, ist ein Eintrag dieser Stoffe über den Nektar in den Honig möglich. Bei heimischem Honig sind sie faktisch aber sehr selten und zudem nur in sehr kleinen Mengen nachweisbar, jedoch mehr in Honigen aus Südeuropa und Südamerika. Dies hängt mit den vorherrschenden Pflanzenarten und auch mit der Blütentreue der Bienen zusammen; viele dieser Blütenpflanzen, welche Pyrrolizidinalkaloide produzieren, sind hierzulande eher vereinzelt anzutreffen und werden von Bienen seltener besucht, um Nektar zu sammeln. So erklärt sich die Tatsache, dass der Pyrrolizidingehalt im Honig unserer Breiten vernachlässigbar gering ist.

Je größer die Artenvielfalt an Pflanzen, welche Bienen als Nahrungspflanze dienen, desto geringer ist die Wahrscheinlichkeit, dass ein einzelner problematischer Stoff in einer zu hohen Konzentration im Honig auftaucht. Stellen wir uns die Honigproduktion wild lebender Honigbienen vor, welche in einer natürlichen Landschaft mit einer großen Artenvielfalt leben. Diese produzieren dann so gut wie ausschließlich Mischhonig, wodurch sich der quantitative Anteil einzelner problematischer Stoffe von selbst reduziert.

Die Frage nach Pyrrolizidinalkaloiden für heimische Honige ist als nachrangig zu erachten. Im Blick auf ökologische Zusammenhänge kann man schlussfolgern, dass wir dazu beitragen können, zahlreiche Probleme im Blick auf unsere Gesundheit wie auch bezogen auf die Bienengesundheit zu mindern, wenn wir uns für eine größere Artenvielfalt in Natur- und Kulturlandschaften einsetzen.

Ähnliches gilt für die unerwünschte Belastung mit Pestiziden. Auch Honig aus der biologischen Imkerei wird zum Teil aus dem Nektar konventionell angebauter Trachtpflanzen gebildet; dies hängt vom Bienenstandort ab. Die

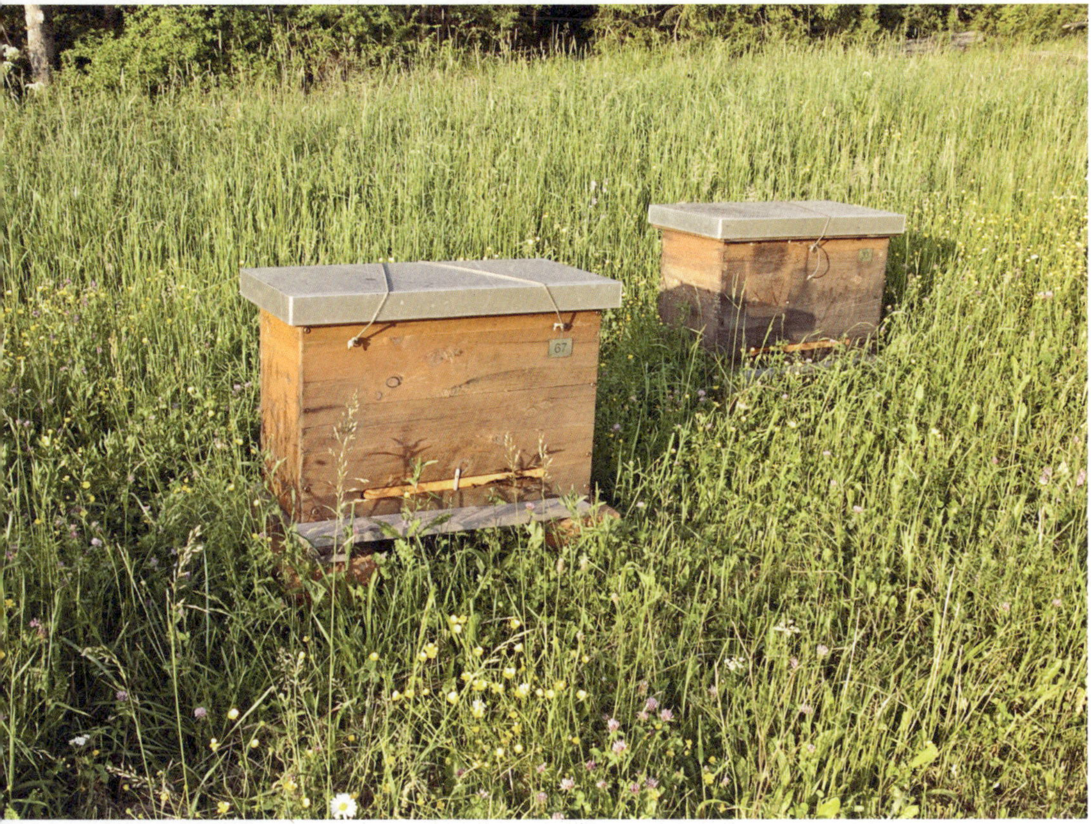

Im Honig spiegelt sich die Bewirtschaftung der landwirtschaftlichen Flächen wider.
Die Förderung der Artenvielfalt hilft deshalb Biene und Mensch.

Kontrollstellen der Anbauverbände fordern zwar, dass die Imkereien ihre Völker in der Nähe biologisch bewirtschafteter Flächen aufstellen. Da Bienen jedoch bis zu einem Radius von drei bis fünf Kilometern zu ihren Nahrungsquellen fliegen, ist für sie mitunter auch ein konventionell bewirtschaftetes Feld attraktiv.

Sehr bemerkenswert ist die Tatsache, dass Umweltgifte wie Pestizide in einem geringeren Maß in den Honig gelangen; dafür sind diese quantitativ umso stärker im Körper der Bienen enthalten. Es kann zum Staunen anregen und innerlich tief berühren, wenn man diesen Sachverhalt wie folgt deutet: Die Bienen nutzen ihre eigene Leiblichkeit offenbar als Filter, um für ihre Artgenossen und Nachkommen eine gesunde Nahrungsgrundlage mit dem Honig zu produzieren.

Honig selbst zu Haus- und Heilmitteln weiterverarbeiten

Dünnflüssiger, geschmacklich eher neutraler Honig wie Akazienhonig kann gewissermaßen als »Auszugsmittel« für Heilpflanzen genutzt werden. Der Begriff »Auszugsmittel« stammt aus dem Kontext der Arzneimittelherstellung. Die Naturheilkunde verwendet möglichst neutrale Stoffe wie z. B. Wasser oder Alkohol, um aus Heilpflanzen einen Extrakt herzustellen.

In diesem Buch werden Wachs und Honig als Auszugsmittel für Heilpflanzen vorgestellt (siehe dazu auch Seite 97). Sie sind alles andere als neutral, sondern haben starke Aromen und eine Fülle an eigenen Heilqualitäten. Es entsteht eine Substanzgemeinschaft zwischen der Heilpflanze und Honig bzw. Bienenwachs. Die jeweiligen Heilwirkungen wirken in einer Art Komposition zusammen, die Wirkrichtung des Honigs wird durch die Substanzen der Heilpflanzen ergänzt und dieser wird in seiner Wirkung gesteigert.

Hustenhonig selbst gemacht

Im Rezept auf Seite 60 werden für einen Hustenhonig verschiedene frische Heilpflanzen vom zeitigen Frühjahr bis zum Hochsommer nacheinander in dünnflüssigem Honig eingelegt. Die eingelegten Heilpflanzen geben ihre Inhaltsstoffe an den Honig ab und verbinden sich mit den Bestandteilen des Honigs zu einer Neukomposition.

Vom Vorfrühling bis zum Hochsommer werden für den Hustenhonig verschiedene Kräuter gesammelt und frisch in hellen und flüssigen Honig (z. B. Akazienhonig) eingelegt; Schicht für Schicht gibt man je eine Lage Kräuter und eine Lage dünnflüssigen Honig darüber (z. B. Akazienblütenhonig) in ein Glas und stellt es an einen kühlen, dunklen Platz (z. B. in ein Schrankfach). Hierfür verwendet man bevorzugt Tropf- oder Presshonig; andernfalls – den jeweiligen Möglichkeiten entsprechend – Schleuderhonig aus wesensgemäßer oder biologischer Bienenhaltung.

Da die Pflanzen nicht alle zur selben Zeit blühen und geerntet werden können, dauert der Herstellungsprozess vom Sammeln der Veilchenblüten im Vorfrühling bis zum Sommer, wenn die Königskerze blüht. Es ist ein sehr schönes kleines Projekt, über einige Monate nach den Wildpflanzen Ausschau zu halten, sie zu ernten und einzulegen. Kennt man eine Pflanze nicht, so hat man Gelegenheit, diese vielleicht über ein Buch oder eine Wildpflanzenexkursion kennenzulernen. Andererseits kann man natürlich auch eine

Pflanze, welche man nicht sammeln kann, weglassen und man wird sicherlich trotzdem einen wirksamen Hustenhonig herstellen können, da sich die verwendeten Heilpflanzen in ihrer Wirkung ergänzen.

Die Kräuter sollte man nur an Stellen ernten, wo möglichst keine Hunde unterwegs sind. Am besten ist beispielsweise der Bereich oberhalb einer Mauer geeignet. Weiter sollte man Wildpflanzen möglichst am Vormittag bei trockenem Wetter sammeln. Sind Blätter oder Stängel sandig oder mit Erde verschmutzt, können diese gewaschen werden, anschließend jedoch sehr gut abtropfen lassen. Wäscht man die Pflanzen und lässt sie nicht abtropfen oder pflückt sie nach einem Regen und legt sie feucht in den Honig ein, kann es durch den höheren Wassergehalt eher zu einem Gärprozess kommen. Tautropfen sind meist unproblematisch; die Wassermenge ist hierbei geringer.

Blüten sollte man nicht waschen, da dabei der Blütenstaub mit abgewaschen würde. Hier kann man beim Ernten darauf achten, nur bodenferne Blüten zu pflücken. Die antibiotischen und antimykotischen Eigenschaften des Honigs tragen dazu bei, dass die Kräuter weniger leicht verderben.

Begonnen wird mit Veilchenblüten *(Viola odorata* oder *riviniana)*, dann Schlüsselblumenblüten mit Kelch *(Primula veris)*, Gänseblümchen *(Bellis perennis)* und jungen Spitzwegerichblättern (*Plantago lanceolata)*, später auch -blüten, im Mai Fichtensprossen *(Picea abies)*, im Frühsommer Blüten der Kleinblütigen Königskerze *(Verbascum thapsus)* und von Thymian *(Thymus vulgaris)*.

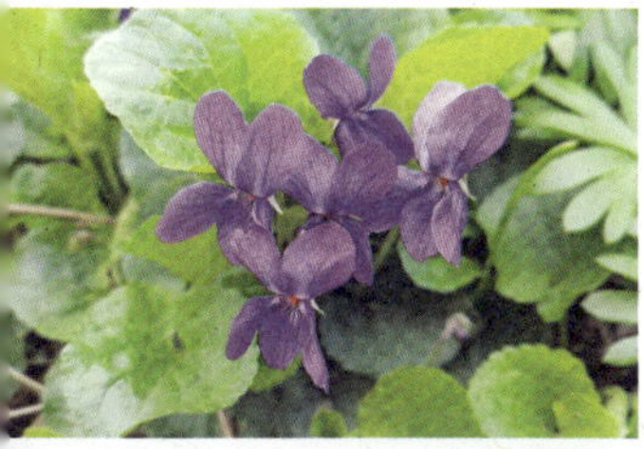
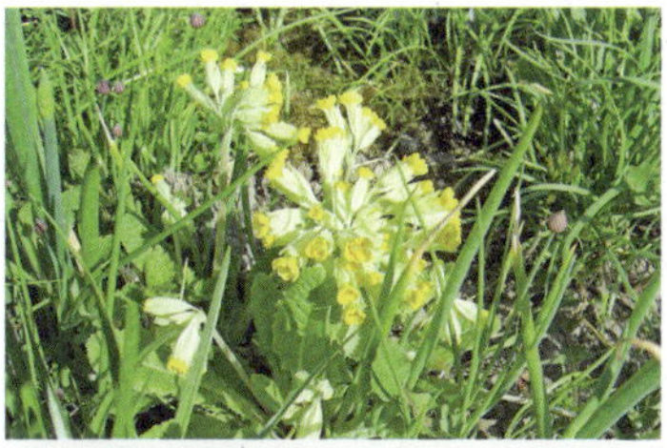
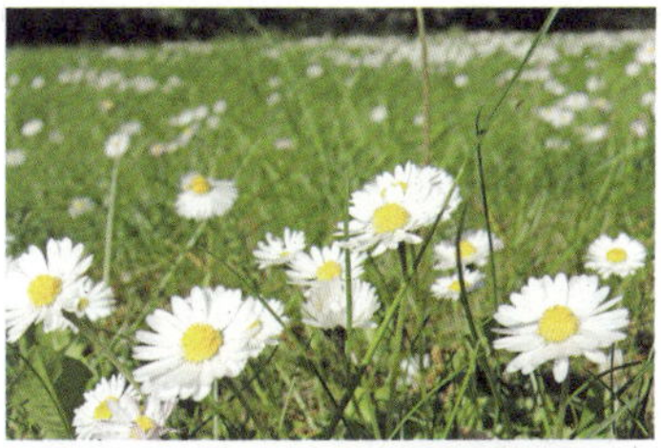
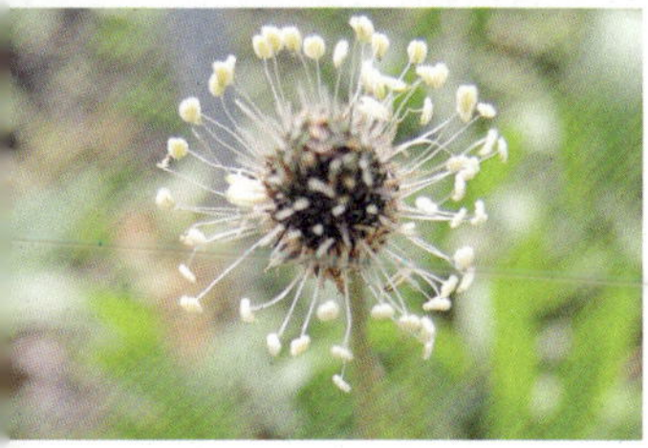
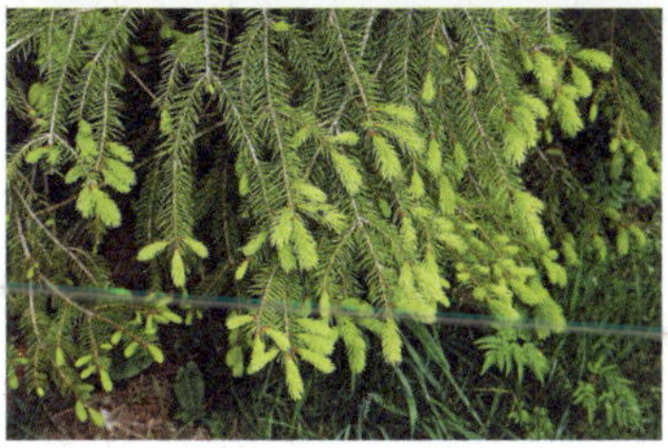
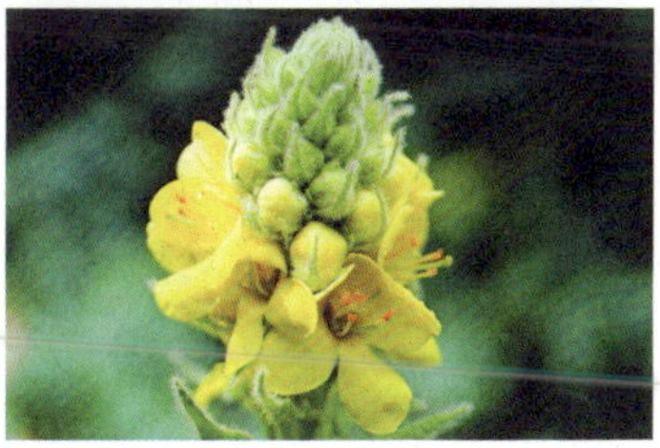

HUSTEN-HONIG

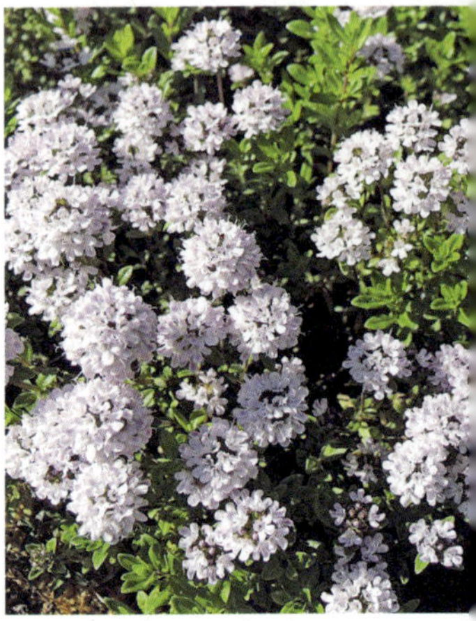

½ Handvoll Veilchenblüten
½ Handvoll Schlüsselblumenblüten
½ Handvoll Gänseblümchenblüten
½ Handvoll junge Spitzwegerichblätter und -blüten
½ Handvoll Fichtensprossen
½ Handvoll Thymianblüten
½ Handvoll Blüten der Kleinblütigen Königskerze
etwa 700 g flüssiger Honig (z. B. Akazienhonig)

1 Glas mit Bügelverschluss (mindestens 1000 ml)

- Ein großes Bügelverschlussglas heiß spülen und von innen gründlich mit einem sauberen Geschirrtuch abtrocknen.
- Jeweils etwa eine halbe Handvoll des gesammelten Krauts in das Glas geben und jeweils etwa 100 g flüssigen Honig darübergießen, bis alle Pflanzen bedeckt sind. Wenn Pflanzenteile über die Honigoberfläche hinausragen, können diese Schimmel bilden. Nach und nach die Kräuter zu den bereits im Honig eingelegten anderen Kräutern hinzugeben und mit flüssigem Honig bedecken.
- Zuletzt die Königskerzenblüten hinzugeben und ebenfalls mit etwa 100 g Honig überdecken.
- Den Hustenhonig noch mindestens für zwei Wochen stehenlassen. Anschließend abseihen, in kleine Gläser abfüllen und (mit dem Herstellungszeitraum) beschriften.

Tipp: *Schlüsselblumen stehen unter Naturschutz; man kann sie aber auch in einer Gärtnerei kaufen und im Garten selbst anpflanzen.*

Der Hustenhonig ist bei hygienischer Zubereitung und Beachtung der auf Seite 59 genannten Faktoren (keine nassen Pflanzen einlegen etc.) über viele Monate, manchmal sogar Jahre, haltbar. Man sollte vor dem Verzehr mit den eigenen Sinnen (Geruch, gegebenenfalls Geschmack) prüfen, ob Zeichen von Verderbnis vorliegen.

Anwendungsmöglichkeiten: Alle hier verwendeten Heilpflanzen werden traditionell in der Volksheilkunde als Heilmittel gegen Erkältungen, insbesondere bei Bronchialleiden verwendet. Das Gänseblümchen, der Spitzwegerich und die Königskerze enthalten Saponine, welche als »seifenartige« Substanzen bei Atemwegsinfekten schleimlösend wirken. Die Schleimstoffe, welche insbesondere im Spitzwegerich und im Veilchen enthalten sind, regen die Regeneration der Schleimhäute an, um damit den Heilungsprozess entzündeter Schleimhäute mithilfe dieser Schutzfunktion zu unterstützen. Ein Schleimfilm legt sich wie ein Wundpflaster über die darunterliegende entzündete Schleimhaut.

Thymian wie auch die Schlüsselblume zählen zu den sogenannten Expektorantien: Sie fördern den Auswurf. Der Schleim wird vermehrt gebildet, wird dünnflüssiger und der Abtransport unterstützt. Hinzu kommt, dass Verkrampfungen der Bronchien insbesondere durch den Thymian leichter gelöst werden können. Für Thymian und Spitzwegerich sind außerdem antibakterielle Eigenschaften nachgewiesen.

Anwendung: Dreimal täglich oder öfter ½ Teelöffel Hustenhonig lutschen.

Tipp: *Wird er nicht benötigt, kann jeder Kräuterhonig auch in der Küche verwendet werden, z. B. für Salatdressings.*

Liebstöckelwurzel-Auszug in Honig

Liebstöckel *(Levisticum officinale)*, ein Doldenblütler, im Volksmund auch Maggikraut genannt, stammt vermutlich aus dem Nahen und Mittleren Osten und gelangte über den Mittelmeerraum nach Europa. Liebstöckel ist winterhart und besitzt einen nährstoffspeichernden Wurzelstock, das Rhizom.

Während in der Küche bevorzugt Blätter und Stängel zum Würzen verwendet werden, findet diese Pflanze in der Volksheilkunde bevorzugt in Form der Früchte und Wurzelstöcke Verwendung. Dort wird sie gegen Verdauungsschwäche eingesetzt oder bei Harnwegsinfekten und vorbeugend gegen Nierengrieß. Bereits Hildegard von Bingen lobte die antientzündliche Wirkung.

In der Literatur wird auf die Gefahr hingewiesen, dass die Haut durch Liebstöckel lichtempfindlich wird und bei Sonneneinstrahlung sogenannte Photodermatosen auftreten können (entzündliche Hautrötungen, welche zu Pigmentstörungen führen können). Bei den Mengen, die vom Liebstöckel als

Gewürz bzw. in Form eines Hausmittels verzehrt werden, ist diese Gefahr jedoch als sehr niedrig einzustufen. In der Homöopathie und der Anthroposophischen Medizin findet die Liebstöckelwurzel Anwendung bei Rachen- und Mittelohrentzündungen. Es gibt Kombinationspräparate, wobei die Liebstöckelwurzel unter anderem auch in einer Verbindung mit »Apis mellifica« (potenzierte Honigbiene) vorliegt und bei den genannten Entzündungsprozessen im Rachen und Mittelohr auch stark schmerzlindernd wirkt.

LIEBSTÖCKELWURZEL-HONIG

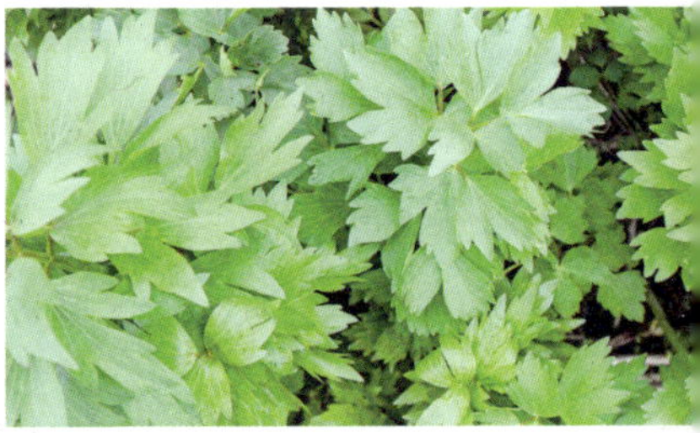

etwa 80 g frische Liebstöckelwurzel
etwa 250 g flüssiger Honig (z. B. Akazienhonig)

1 Glas mit Bügelverschluss (mindestens 500 ml)

- Liebstöckelpflanze bevorzugt im Herbst ausgraben und die Wurzeln abschneiden.
- Die Wurzeln mit einer Gemüsebürste unter fließendem Wasser reinigen, gut abtropfen lassen oder mit einem sauberen Tuch abtrocknen.
- Die Wurzeln in kleine Scheibchen schneiden und in ein Glas geben.
- Flüssigen Honig über die Wurzelscheiben gießen, sodass alle Pflanzenteile damit bedeckt sind.
- Das Glas mindestens vier Wochen verschlossen an einen dunklen Platz (z. B. im Küchenschrank) stellen.
- Die Pflanzenteile aus dem fertigen Liebstöckelwurzel-Honig herausnehmen und entweder entsorgen oder noch als Zutat, z. B. für einen Gemüseeintopf, verwerten. (Die Wurzelstücke schmecken recht süß, da sie Honig aufgenommen haben, deshalb für Speisen vorsichtig dosieren.)

Anwendungsmöglichkeiten:

- Obere Luftwegsinfekte und Mittelohrentzündungen. Gerade auch Kindern kann man den Honigauszug über eine längere Zeit vorbeugend geben.
- Verdauungsschwäche

Anwendung: Dreimal täglich oder häufiger ¼ Teelöffel lutschen oder in 100 ml lauwarmem Kräutertee auflösen und schluckweise trinken (Dosierung für Kinder). Für Erwachsene jeweils ½ Teelöffel verwenden.

Tipp: *Der Honig passt auch als Zutat für Dips oder Salatsaucen.*

LÖWENZAHNBLÜTENHONIG

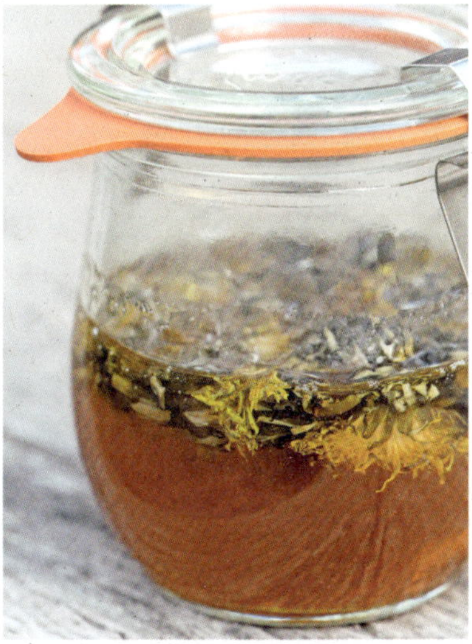

Löwenzahnblüten in flüssigem Honig

1 Handvoll Löwenzahnblüten
etwa 250 g flüssiger Honig

1 Glas mit Bügelverschluss oder 1 Einmachglas (mindestens 500 ml)

- Die Löwenzahnblütenköpfe (voll geöffnet) am Morgen ernten. Die Blütenköpfe auf Insekten kontrollieren und, ohne sie zu waschen, in das Glas geben und mit dem flüssigen Honig übergießen. Alle Blüten sollten mit dem Honig gut bedeckt sein.
- Das Glas für mindestens vier Wochen an einen dunklen Platz stellen und täglich in der Hand kurz bewegen, sodass immer wieder alle Blüten mit Honig bedeckt werden.
- Frühestens nach vier Wochen die Blüten entnehmen. Diese kann man direkt im Anschluss noch einmal für einen Teeauszug verwenden.

Anwendung: Unterstützend bei Leberschwäche und depressiven Verstimmungen mehrmals täglich ½ Teelöffel lutschen bzw. unter Speisen (Salatsaucen, Desserts) mischen.

Experimentieren Sie auch selbst mit weiteren Kräutern oder Blüten, welche Sie nach diesem Verfahren in Honig einlegen können (beispielsweise Salbeiblätter, Zitronenmelissenblätter, Holunderblüten, Duftrosenblütenblätter).

HONIG-SALZ-BROT IM RÖMERTOPF

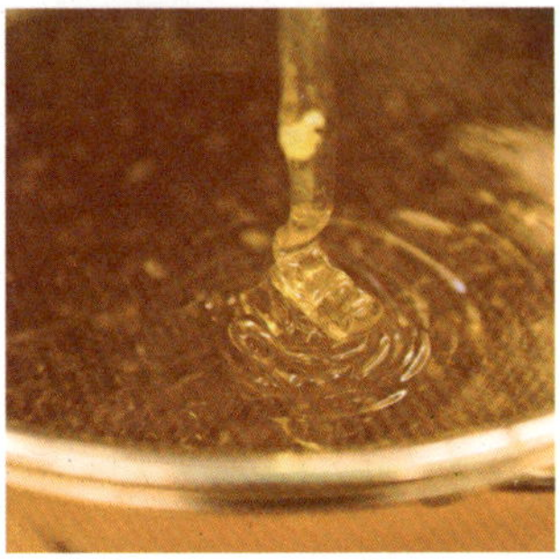

Für den ersten Ansatz:
½ TL Salz
½ TL Honig
250 ml lauwarmes Wasser
250 g Dinkel, Emmer oder Kamut, fein gemahlen

Für den zweiten Ansatz:
½ TL Salz
½ TL Honig
250 ml lauwarmes Wasser
250 g Dinkel, Emmer oder Kamut, fein gemahlen

Für den dritten Ansatz:
250 g Dinkel, Emmer oder Kamut, fein gemahlen
½ TL Salz

Römertopf
Öl für die Form

- **Für den ersten Ansatz** das Salz und den Honig in dem lauwarmen Wasser auflösen.
- Das frisch gemahlene Getreide in eine Backschüssel geben und das Honig-Salz-Wasser damit verrühren. Den weichen Teig mit einem feuchten Tuch abdecken und über Nacht gehen lassen. Am nächsten Morgen sollten sich Gärbläschen an der Oberfläche zeigen. Der Teig ist dann lockerer und etwas voluminöser.
- **Für den zweiten Ansatz** wieder das Salz sowie den Honig in dem lauwarmen Wasser auflösen. Das Honig-Salz-Wasser und das Mehl unter den ersten Ansatz rühren. Die Backschüssel wieder so zudecken, dass die Oberfläche des Teiges nicht trocken wird. Nochmals 6 bis 12 Stunden gehen lassen. Eine längere Gärzeit schadet nicht.
- Den Römertopf wässern.

- Wenn der Teig gut aufgegangen und gelockert ist, **für den dritten Ansatz** das frisch gemahlene Getreide mit dem Salz unter den Teig rühren.
- Den Römertopf aus dem Wasser nehmen, abtrocknen und innen gründlich mit Öl einpinseln. Den Teig in die Form füllen und glatt streichen. Das Honig-Salz-Brot mindestens 6 Stunden oder auch länger gehen lassen. Die Gärzeit ist beendet, wenn der Teig um etwa ein Viertel aufgegangen ist, sodass er den Römertopf fast ausfüllt.
- Das Brot auf der untersten Leiste im Backofen bei 150 °C (Ober- und Unterhitze), Umluft 130 °C oder Gas Stufe 1-2 etwa 3 Stunden bei geschlossenem Deckel backen.
- Dann den Deckel abnehmen und weitere 30 Minuten bei 175° C (Ober- und Unterhitze), Umluft 180 °C oder Gas Stufe 3 backen.
- Das Brot auf dem Kuchengitter eine Stunde abkühlen lassen und aus der Form stürzen.

Tipp: *Guter Erfolg wird mit flüssigem, hellem Blütenhonig erzielt. Dieses Grundrezept kann auch beispielsweise für den Teigmantel von Früchtebrot verwendet werden. Als Getreide ist Kamut oder Dinkel zu bevorzugen, da diese beiden Getreidesorten noch etwas heller und feiner sind als Emmer. Außerdem empfiehlt es sich, für Süßgebäcke das Getreide auf der feinsten Stufe der Getreidemühle zu mahlen.*

Backferment ist ein Triebmittel, das auf der Basis der Honig-Salz-Rezeptur weiterentwickelt wurde. Damit kann ebenfalls ein Brotteig ohne Hefe hergestellt werden.

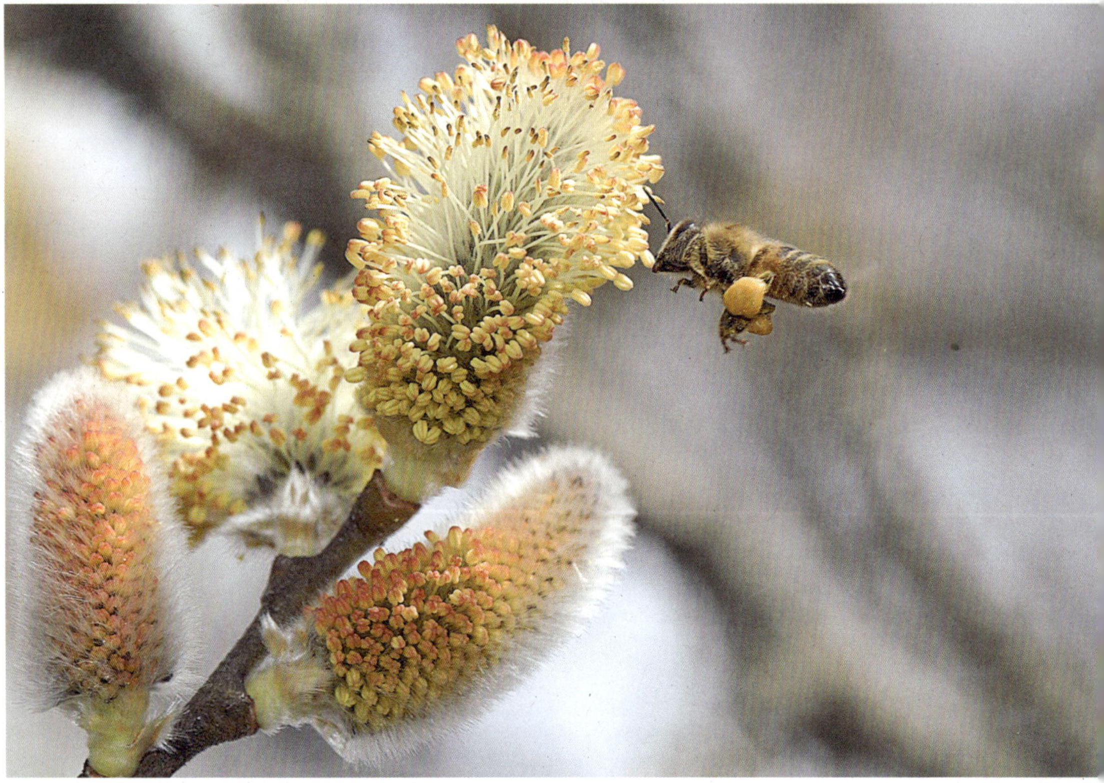

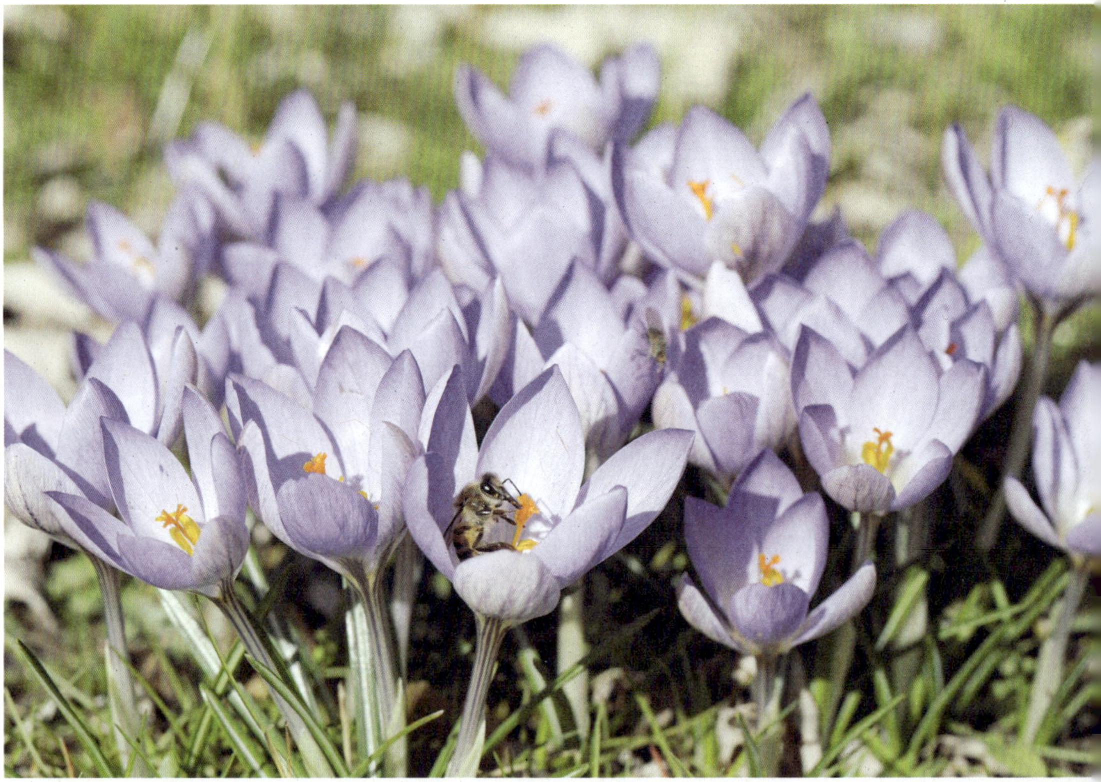

Pollen – Blütenstaub für Biene und Mensch

Blütenpollen und Bienenbrot aus wesensgemäßer Bienenhaltung

Die vielfältigen Beziehungen zwischen Blütenpflanzen und Bienen haben sich über viele Millionen Jahre hin entwickelt. Sie sind im Laufe der Evolution immer weiter verfeinert worden. Die Bienen haben zum Beispiel ihre Beine speziell zum Pollensammeln mit gewachsenen Bürsten und Körbchen ausgeformt und spezielle Tänze entwickelt, um sich gegenseitig den Weg zu den Blüten zu zeigen. Die Pflanzen locken mit Farbmustern und feinsten Düften ihre Bestäuber an. Wir Menschen können diese oft gar nicht wahrnehmen, sehr wohl aber können die Bienen sie sehen und riechen. Der Blütenhorizont ist dadurch zum Träger der Bienenaktivität in der Landschaft geworden. Hier summt es im Frühling und hier findet auch für viele Menschen die erste Begegnung mit sammelnden Bienen statt, wenn sie in Blüten beobachtet werden können.

In der Welt der Wildbienen gibt es Spezialisten, deren Leben und Verhalten an nur eine Pflanzenart gebunden sind. Verschwindet die entsprechende Pflanze oder die auf sie spezialisierte Wildbiene, kommen beide an dem betreffenden Standort nicht mehr vor. Deshalb ist der Erhalt heimischer Wildpflanzen so wichtig. Das Pflanzen »bienenfreundlicher« Stauden aus dem Gartencenter ist zwar gut gemeint, greift aber zu kurz. Ökologisch sinnvoll ist es, im eigenen Garten gezielt heimische Wildpflanzen anzusiedeln, welche zur jeweiligen Landschaft gehören.

Der Begriff »Pollen« stammt aus dem Lateinischen und bedeutet »Mehlstaub«. Der »Blütenstaub« wird in den Staubgefäßen der Pflanzen gebildet und über Wind oder Insekten zu den weiblichen Keimzellen einer anderen Blüte derselben Art zur Befruchtung transportiert.

Pollen sind die männlichen Keimzellen der Blütenpflanzen. Nur durch die Befruchtung mit dem entsprechenden Pollen kann die Pflanze zur Frucht- und Samenbildung gelangen und in Folge das Fortbestehen der eigenen Pflanzenart sichern. Die Pflanzen gliedern sich grob in Arten, die windbestäubt und insektenbestäubt werden, wobei weltweit auch andere Tiere wie Kolibris oder Fledermäuse bei der Bestäubung von Pflanzen mithelfen.

◀ Frühblüher wie Weiden und Krokusse sind im Frühling wichtige Pollenlieferanten. Die Bienen transportieren den Pollen als Pollenhöschen an den Hinterbeinen.

Im landwirtschaftlichen Zusammenhang wird immer wieder die Bestäubungsleistung der Honigbienen hervorgehoben und ökonomisch beziffert. Darüber hinaus zeigen die meisten Kulturpflanzen durch Tierbestäubung natürliche Produktionssteigerungen zwischen fünf und 50 Prozent. Einen ausreichenden und nachhaltigen Schutz der bestäubenden Insekten gibt es leider trotzdem nicht, denn sonst gäbe es kein Insektensterben und durch Insektizide getötete Bienenvölker. Nur dadurch, dass Bienenvölker verhältnismäßig leicht nachgezogen werden und so der Schaden durch Bienenzüchtung immer wieder kompensiert wird, werden die Probleme nicht so deutlich sichtbar.

Wenn wir mithilfe eines Mikroskops in die Welt der Blütenpollen eintauchen, finden wir eine unglaubliche Vielfalt vor. Die Pollenkörnchen aller Pflanzenarten unserer Welt unterscheiden sich nämlich äußerlich in ihren Formen, Farben und den Strukturen ihrer Oberflächen. Allein durch die genaue Betrachtung des einzelnen Pollenkörnchens kann dieses der eigenen Pflanzenart zugeordnet werden. Weißgelbe Pollen stammen beispielsweise von Apfelblüten oder Sommerlinde, rote von Kastanien oder Königskerze und blaue Pollen von Glockenblumen. Einzelne Pollenkörnchen sind sehr klein. Von den größten Pollen ergeben etwa 14 000 Stück ein Gramm, von den kleinsten hingegen erst 300 000 Körnchen ein Gramm.

Das mikroskopisch kleine Pollenkorn ist ähnlich einer Nuss mit einer Schale umgeben, in der sich der wertvolle Inhalt versteckt. Auf diesen Inhalt als Nahrung sind die Bienen angewiesen. Es ist vor allem ihre Fett- und Eiweißernährung, die auf die eigene körperlich gesunde Entwicklung entscheidenden Einfluss hat. Untersuchungen zeigen, dass nicht nur eine ausreichende Pollenmenge gebraucht wird, sondern auch die Pollenvielfalt ein entscheidender Faktor für gesunde Bienenvölker ist. Ein Bienenvolk sammelt für seine gesunde Ernährung etwa 30 bis 40 Kilogramm Pollen pro Jahr und trägt diese als farbige Pollenhöschen an den Hinterbeinen der Sammelbienen in den Bienenstock ein.

Im Bienenstock werden die Pollen dann in spezielle Zellen schichtweise eingestampft und von den Bienen mithilfe zugesetzter Speichelsekrete durch unterschiedliche biochemische Prozesse als Nahrung aufgeschlossen und haltbar gemacht. In der Imkersprache heißen sie dann nicht mehr Pollen, sondern Bienenbrot. Zellen mit Bienenbrot werden im Gegensatz zu Zellen mit reifen Honigvorräten nicht mit Wachsdeckeln von den Bienen verschlossen.

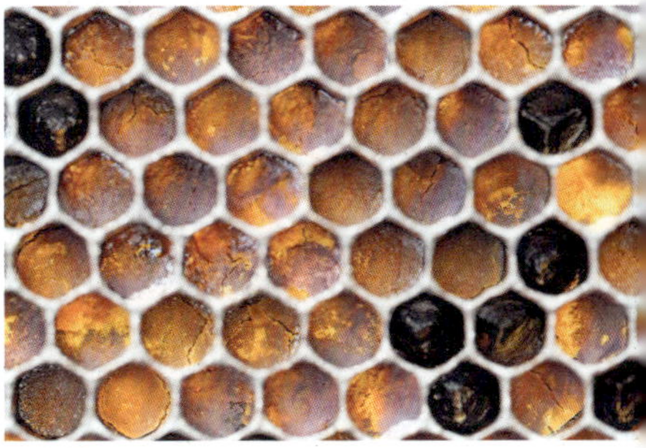

Um Pollenhöschen oder Bienenbrot für den menschlichen Verzehr zu ernten, stehen verschiedene Verfahren zur Verfügung. Bienenbrot kann in mühseliger Arbeit mit einer Pollenstanze Zelle für Zelle ausgestanzt und in eine kleine Schale gedrückt werden. Dieses Verfahren eignet sich aber nur für kleine Mengen.

Um größere Mengen Bienenbrot zu ernten, werden Pollenwaben eingefroren und dann geschreddert. Durch eine Zentrifuge lassen sich anschließend die gefrorenen Wachskrümel von den sechseckigen Pollenkrümeln des Bienenbrotes trennen. Die Handelsbezeichnung des so gewonnenen, im weiteren Verlauf des Herstellungsprozesses noch getrockneten Bienenbrots ist »Perga«.

Die Pollenhöschen der einfliegenden Sammelbienen können am Flugloch geerntet werden. Dazu werden vor dem Flugloch des Bienenstocks sogenannte Pollenfallen montiert. Die Bienen können dann nur durch enge Öffnungen in den Bienenstock gelangen. Beim Durchkriechen werden ihnen die Pollenhöschen abgestreift und fallen durch ein Gitter in eine Schublade

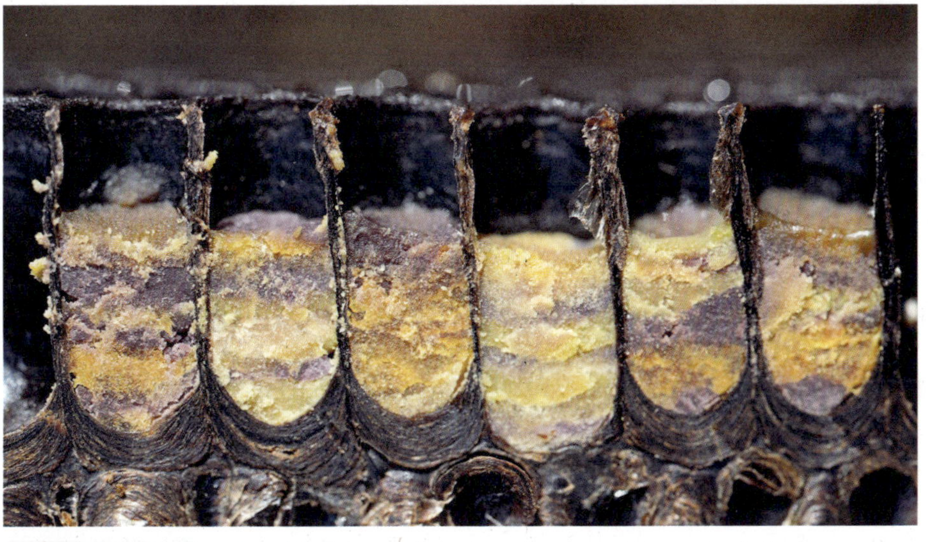

Die bunte Vielfalt der unterschiedlichen Pollenarten, die von den Bienen in die Waben eingestampft werden, lässt sich im Querschnitt der Zellen gut erkennen.

unter der Pollenfalle, wo sie abends nach den vielen Sammelflügen des Tages entnommen werden können. Gute Pollenfallen sind so dimensioniert, dass nicht alle Pollenhöschen der heimkehrenden Sammelbienen abgestreift werden. So können weiterhin genügend Pollen für die Versorgung des Volkes eingetragen werden. Hinzu kommt, dass ein Bienenvolk, vor dessen Flugloch eine Pollenfalle montiert ist, auch mehr Pollensammlerinnen ausschickt, um Pollen zu sammeln. Die Falle wird täglich entleert und meist nicht länger als drei Tage eingesetzt. Nach einer Pause von einigen Tagen darf dann wieder Pollen geerntet werden. Es muss stets ausreichend Pollen für das Bienenvolk zur Verfügung stehen.

Der täglich aus der Pollenfalle entnommene Pollen wird anschließend getrocknet und mit einem Gebläse gereinigt, bevor er weiterverarbeitet oder in Gläser abgefüllt wird.

Frisch geerntetes Bienenbrot hat von den beschriebenen Verfahren die beste Qualität. Anders als die Pollen wurde es von den Bienen bereits mithilfe ihrer Speichelsekrete aufgeschlossen. Die Fermentation (durch Milchsäurebakterien und Hefen) sowie Propolis, mit dem die Wabenzellen ganz fein überzogen sind, verhindern die Zersetzung des zunächst noch feuchten Pollens (der Wassergehalt liegt frisch gesammelt bei 20 bis 30 Prozent). Als Nahrung für die Brut ist der fermentierte Pollen leichter aufzuschließen bzw. zu verdauen.

Sauberen, rückstandsfreien Blütenpollen zu bekommen, ist im Hinblick auf Agrarchemie-Rückstände schwierig geworden. Sollen Blütenpollen zu Heilzwecken angewendet werden, sollten immer Analysen auf regional in der landwirtschaftlichen Anwendung verbreitete Chemikalien gemacht werden, um die Kontamination von Blütenpollen richtig einzuschätzen.

Superfood für Biene und Mensch

Neben den enthaltenen Kohlenhydraten ist Pollen reich an Fetten und Eiweißen. Blütenpollen gilt als Nahrungsergänzungsmittel. Der hohe Gehalt an essenziellen Aminosäuren (Eiweißbausteine, welche der menschliche Körper nicht selbst bilden kann und mit der Nahrung aufnehmen muss), Mineralstoffen (insbesondere Kalium), Spurenelementen, Vitaminen und Antioxidantien macht Blütenpollen zu einem allgemeinen Kräftigungsmittel, welches sich auch für die Erholung nach einer überstandenen Krankheit eignet.

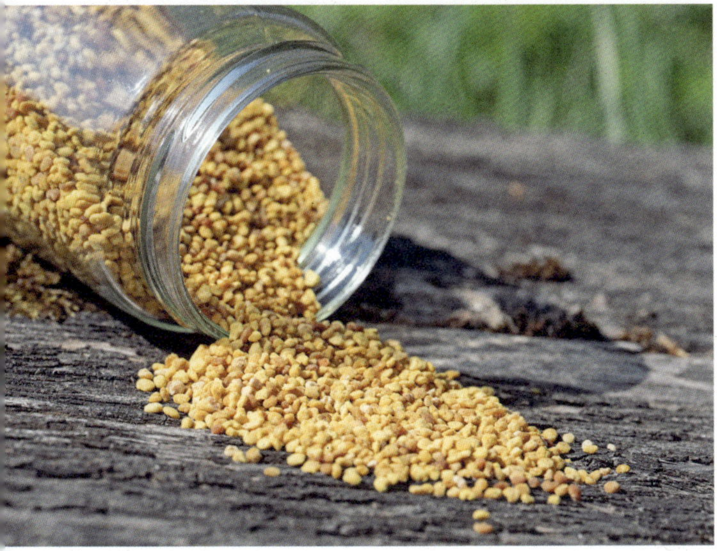

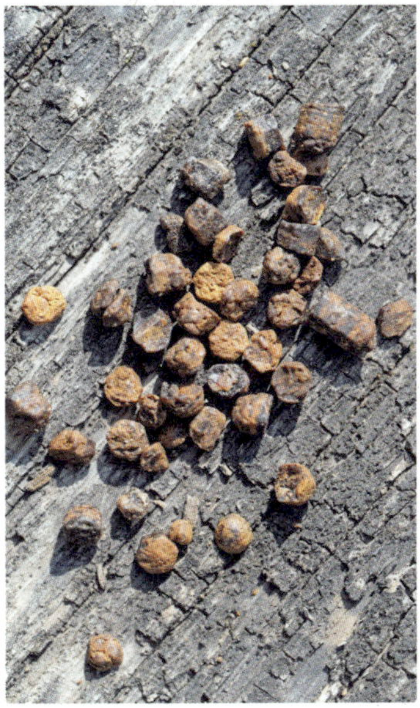

Blütenpollen (links) und Bienenbrot (rechts) werden als Nahrungsergänzungsmittel angeboten.

Weiter können Blütenpollen auch unterstützend bei depressiven Verstimmungen eingenommen werden. Offenbar vermag es die von den Bienen eingeholte Fülle an Blütenpracht, Licht und Wärme, die Seele des Menschen zu erhellen.

Daneben wirken sich Blütenpollen unterstützend positiv aus bei Entzündungen im Mund sowie im Bereich der Luftwege. Letztlich handelt es sich bei der antientzündlichen Wirkung sicherlich um ein Zusammenspiel aus Heilpflanzenwirkung des Pollens, den Enzymen aus dem Bienenspeichel und (im Falle von Bienenbrot) der enthaltenen Propolis. Mehr über die breit antimikrobiell wirksame Propolis, welche gewissermaßen die Hausapotheke eines Bienenstocks darstellt, siehe Seite 114.

Bienenbrot dient aufgrund der enthaltenen Bienenenzyme und der Milchsäurebakterien auch unterstützend beim Aufbau der Darmflora.

Wo wir in der Natur Heilwirkungen antreffen, sind zuweilen auch unerwünschte Wirkungen möglich. Pollen kann für Menschen mit Heuschnupfen oder anderen Allergien der Auslöser einer schweren allergischen Reaktion sein!

Verzehrt man im Winter für einige Monate vor Beginn des Pollenflugs täglich kleinste Mengen Blütenpollen aus der Region in Form von Wabenhonig, so kann man sein Abwehrsystem allmählich auf den Pollenflug vorbereiten, sodass es bei Saisonbeginn nicht allzu überschießend reagiert. Das Immunsystem wird quasi desensibilisiert. Hierfür verzehrt man täglich eine

Vorsicht bei Allergien
Bei Heuschnupfen oder anderen Formen von Allergien können mitunter schwere allergische Reaktionen auftreten, wenn man den Pollen pur zu sich nimmt. Die Einnahme sollte bei bekannter Allergie nicht erfolgen, wenn, dann nur unter therapeutischer Begleitung.

kleine Menge Wabenhonig (etwa einen Teelöffel), welcher etwas Pollen in seinem Wachsanteil enthält. Hierzu wurden die Honigwaben, anstatt sie zu schleudern, in kleine Stücke geschnitten und abgefüllt. Beim längeren Kauen trennt sich das Wachs von Pollen und Honig. Das Wachs kann ausgespuckt werden, in kleinen Mengen ist es aber für den Menschen auch verdaubar. Alternativ kann man auch Presshonig zu sich nehmen. Beim Auspressen der Waben gelangen kleinste Wachsstückchen in den Honig; in diesen befinden sich geringe Mengen an Pollen (siehe dazu auch Seite 91). Man kann nach zwei bis drei Jahren einen Rückgang der allergischen Symptome beobachten. Voraussetzung ist, dass der Waben- oder Presshonig aus heimischer Herkunft ist. Nur bei diesem ist davon auszugehen, dass er auch jene Pollen enthält, die für die allergische Reaktion verantwortlich sind.

Einnahme von Blütenpollen

Die Pollenkörner besitzen eine widerstandsfähige Außenwand, welche vor allem Schutzfunktionen erfüllt, aber auch die Anhaftung an den weiblichen Keimzellen in den Blüten ermöglicht. Die Oberfläche zeigt eine für die jeweilige Pollenart charakteristische Struktur (was für die Bestimmung von Sortenhonigen bedeutsam ist, siehe dazu Seite 50). Die Außenschicht des Pollens ist meist zu elektrischen Entladungen fähig. Blütenpflanzen, welche ebenfalls diese Fähigkeit der elektrischen Orientierung besitzen, können auf herannahende Pollen (auch wenn diese an Insekten anhaften) mit einer Erweiterung des Blütenkelchs reagieren, um den Pollen leichter in Empfang zu nehmen.

Aufgrund der äußeren Schutzschicht der Pollenkörner können diese leichter aufgeschlossen und verdaut werden, wenn man Blütenpollen einweicht (z. B. in Müsli) oder zusammen mit fermentierten Nahrungsmitteln (wie Honig oder Sauerteigbrot) zu sich nimmt. Gutes Kauen und Einspeicheln unter-

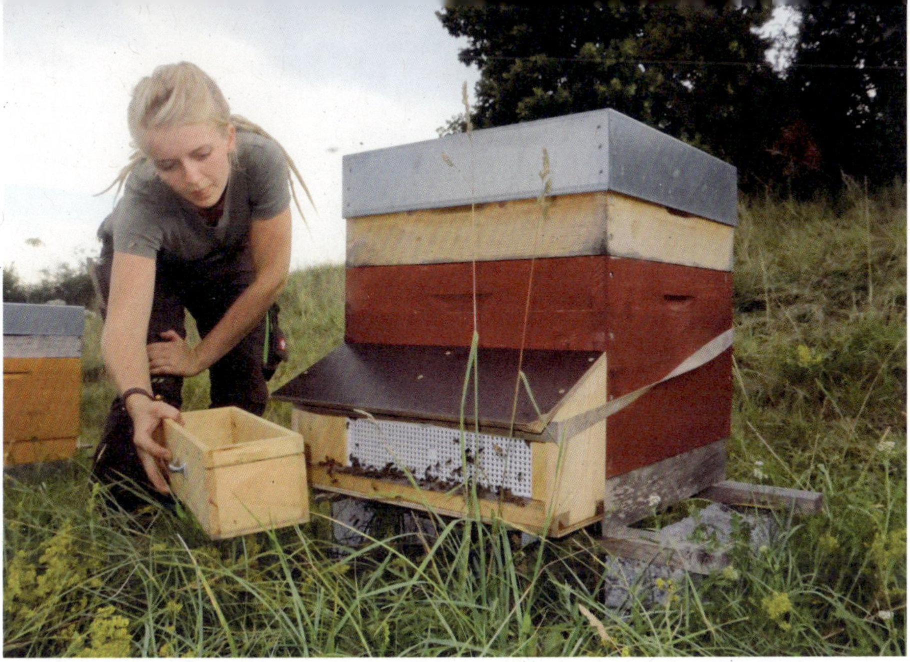

In der Pollenfalle, die vor das Flugloch gehängt wird, werden die Pollen aufgefangen. Wichtig ist eine schonende Ernte, die auf die Bedürfnisse der Bienen Rücksicht nimmt.

stützen die Aufnahme der wertvollen Inhaltsstoffe. Die im Pollen enthaltenen Eiweiße, Vitamine und Enzyme sind alle hitzeempfindlich, weshalb Pollen nur unerhitzt verzehrt werden sollten. Ein bis zwei Teelöffel täglich sind ausreichend.

Bedenkt man die starke Nahrungsknappheit für die Bienen, so kann man den Verzehr von Blütenpollen kritisch abwägen. Es werden zunehmend Pflanzen angebaut, welche steril sind, also keinen Pollen enthalten. Weiter schwankt die Pollenproduktion der Pflanzen von Jahr zu Jahr. Wegen Pollenmangels sehen sich heute einige Imkerinnen und Imker genötigt, andere Standorte für ihre Völker zu suchen. Anders ist das Ernten von Pollen hingegen in einer abwechslungsreichen Landschaft mit einer großen Artenvielfalt zu bewerten.

Die Einnahme von Pollen oder Bienenbrot ist bevorzugt nur dann zu empfehlen, wenn sich Erkrankte in einem Zustand schwerster Erschöpfung und Entkräftung befinden. Aber auch hier kann oft auf medizinische Alternativen zurückgegriffen werden und man kann den Bienen ihren Pollen für ihre Brut lassen, wenn zu befürchten ist, dass sie ansonsten nicht gut genug versorgt sind.

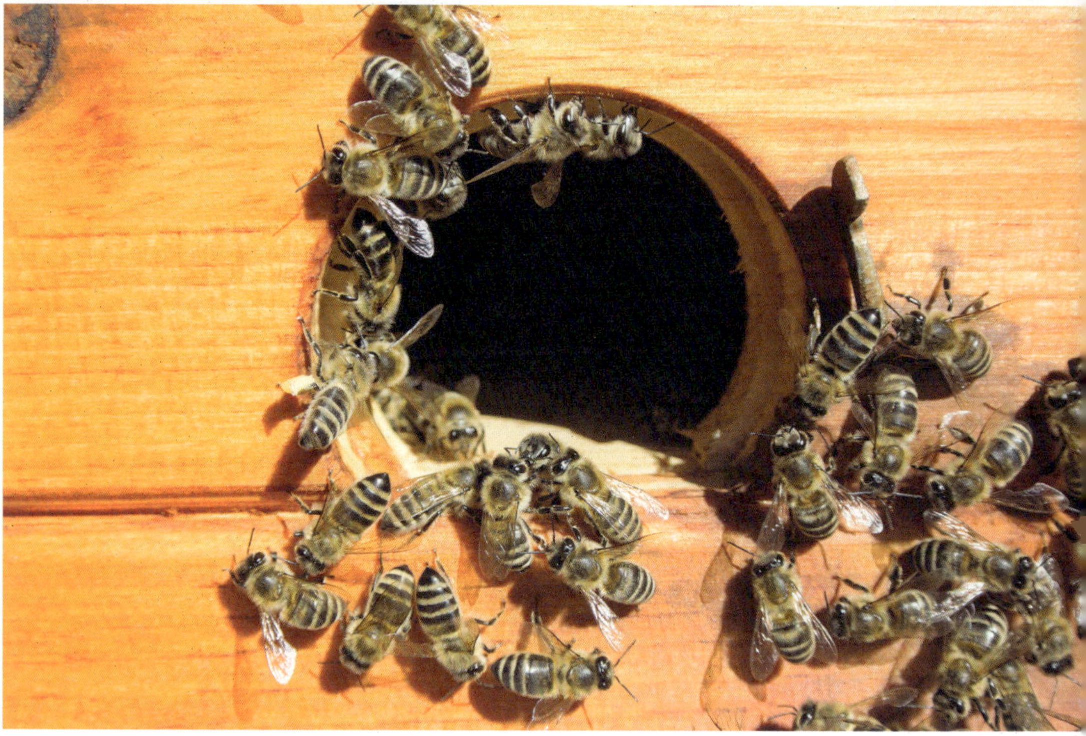

Therapie mit Bienengift und homöopathischen Mitteln

Gewinnung des Bienengifts in der Imkerei

Die Angst vor dem Bienengift ist der Grund, warum die meisten Imkerinnen und Imker bei ihren Arbeiten an den Bienenstöcken einen Schleier tragen. Er soll verhindern, dass die Bienen an Hals oder Kopf stechen können. Bienenstiche sind mit Schmerzen und oft auch mit deutlichen Schwellungen und Rötung in der Umgebung der Einstichstelle verbunden, denn der Körper reagiert auf das Bienengift, das durch den Stachel unter die Haut gespritzt wird. Imkernde Menschen, die im Laufe der Jahre immer wieder mal einen Bienenstich bekommen haben, können nach vielen Jahren der Bienenarbeit unerwartet eine Bienengiftallergie entwickeln. Meistens ist es aber so, dass nach gelegentlichen Stichen das Anschwellen deutlich nachlässt oder gar nicht mehr auftritt. Schmerzhaft bleibt ein Stich aber trotzdem.

Gleichzeitig ist der Duft des Bienengiftes für die Bienen ein Alarmpheromon. Imkerinnen und Imker können bei Stichen beobachten, dass weitere Bienen gerne versuchen, in der Nähe des ersten Stiches zu stechen, oder dass sich nach mehreren Stichen in den Stoff des Schleiers die Stimmung am Bienenstand deutlich in eine aggressivere Richtung verändert. Auch beim Quetschen der Bienen bei der imkerlichen Tätigkeit wird Bienengift freigesetzt. Geschieht dies unbedacht und wird nicht versucht, dies möglichst zu vermeiden, ist gegebenenfalls ein friedliches Arbeiten an den Bienenstöcken kaum noch möglich.

Die Honigbienen haben ihren Stachel am Ende ihres Hinterleibes nicht, um Menschen zu stechen, sondern um sich gegen Feinde wehren zu können. Durch den Stachel können sie aus ihrer Giftdrüse Bienengift in die Einstichstelle injizieren. Der Bienenstachel ist zweiteilig; durch wechselseitige Bewegungen der beiden Teile, die bei einer Arbeiterin zweimal fünf – also zehn – Widerhaken haben, kann sich der Stachel immer tiefer in die Einstichstelle hineinarbeiten. Die Widerhaken bewirken auch, dass die Biene nach einem Stich in die elastische Haut von uns Menschen oder Säugetieren den Stachel nicht einfach wieder herausziehen kann. Wenn sie wegfliegt, reißt der ganze Stachelapparat mit Muskulatur und Giftblase aus ihrem Hinterleib heraus und die Biene stirbt in den kommenden zwei bis drei Tagen an ihrer Verletzung.

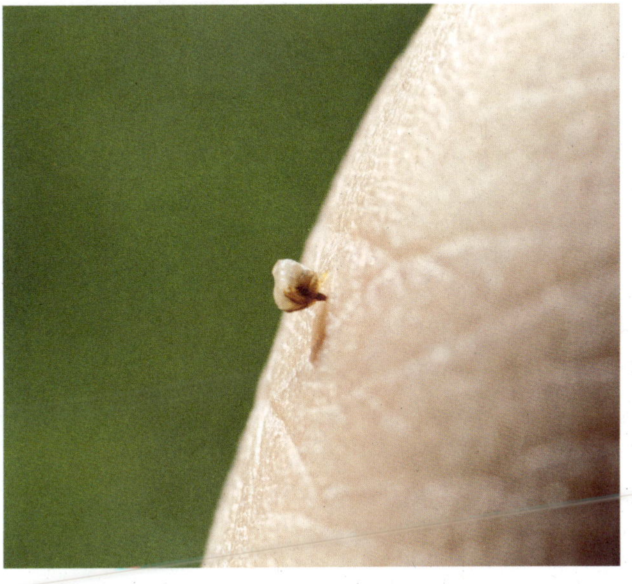

Bei einem Stich verbleibt der Stachel meist in der Haut und gibt weiter Gift ab.

Die Giftblase von frisch geschlüpften Bienen ist anfangs leer. Die Bienengiftproduktion in der Giftdrüse fängt bei den Bienen ab dem dritten Lebenstag an und ist am stärksten, wenn die Arbeitsbienen zwei bis drei Wochen alt sind. In der Giftblase einer Wächterin am Flugloch befinden sich dann etwa 0,3 Milligramm Bienengift. Bei älteren Bienen bildet sich die Giftdrüse wieder zurück. Wenn solch eine Biene dann beispielsweise ein anderes Insekt gestochen hat, ohne zu sterben, kann sie kein weiteres Bienengift produzieren, um ihre Giftblase wieder aufzufüllen.

Versuche haben gezeigt, dass Bienen, die ohne eine Pollenversorgung aufgezogen wurden, kein Bienengift produzieren können. Um ausreichend Bienengift produzieren zu können, ist, wie bei anderen Drüsensekreten ebenfalls, eine gute Pollenversorgung des Bienenvolkes die Voraussetzung.

Bei der Gewinnung größerer Mengen Bienengift werden Methoden eingesetzt, bei denen die vielen dafür benötigten Bienen stechen, ohne dass sie ihren Stachelapparat verlieren und dadurch kurzfristig sterben. Hierbei werden vor den Fluglöchern der Bienenstöcke flächig Glasplatten angebracht, die mit einer Folie bedeckt und mit feinen Drähten bestückt sind. In kurzen Abständen werden leichte Stromstöße durch die Drähte geschickt. Durch die Stromstöße werden die Bienen gereizt und sie stechen reflexartig durch die Folie. Die Folie muss so dünn sein, dass der Stachel beim Zurückziehen nicht darin hängenbleibt. Das Gifttröpfchen bleibt auf der Glasplatte liegen. Der Stachel wird von der Biene wieder eingefahren und sie begibt sich weiter auf ihren Weg zum Flugloch. Das Gifttröpfchen kann anschließend abgesaugt werden oder auf der Glasplatte trocknen. Die fest gewordenen kleinen Giftkrümel können später mit einer Rasierklinge auf der Glasplatte zusammengeschoben und in ein Glas gefüllt werden.

Ganz wichtig ist es, dass bei der Ernte von Bienengift zur eigenen Sicherheit Handschuhe und ein Mund-Nasen-Schutz, der auch feinste Giftpartikel abhält, getragen werden, sodass diese nicht eingeatmet werden können.

Die einzelne Biene wird beim Stechen durch die Membran nicht getötet. Im Blick auf das Volk als ganzen Organismus ist jedoch zu beobachten, dass bei einer mehrmaligen Gewinnung pro Monat über den gesamten Sommer hindurch sowohl die Bruttätigkeit als auch der Honigertrag zurückgehen.

Apitoxin – Gift, Allergen und Heilmittel der Honigbiene

In der Welt eines Bienenvolkes wird das Bienengift beispielsweise zu Verteidigungszwecken eingesetzt, um räubernde Bienen oder andere Insekten abzuwehren. Auch nach dem Stich pumpt der Stachelapparat noch für etwa 20 Sekunden den gesamten Inhalt der Giftblase in das Gewebe des Opfers. Bienengift, medizinisch als »Apitoxin« bezeichnet, enthält hauptsächlich eine Mischung verschiedener Peptide, organische Verbindungen aus verschiedenen Aminosäuren. Hauptbestandteil ist Mellitin. Dieses ist auch in erster Linie für die allergene Wirkung des Giftes verantwortlich. Weitere wichtige Bestandteile sind beispielsweise das juckreizauslösende Histamin, welches auch für das Anschwellen des Gewebes verantwortlich ist, sowie die Neurotransmitter Dopamin und Noradrenalin. Die Inhaltsstoffe greifen Zellwände an, sorgen für die Erweiterung der Blutgefäße und lösen ein starkes Schmerzempfinden aus. Die Gefäßwände in der Umgebung eines Bienenstichs werden durchlässig und sorgen so für eine rasche Ausbreitung des entzündlichen Geschehens.

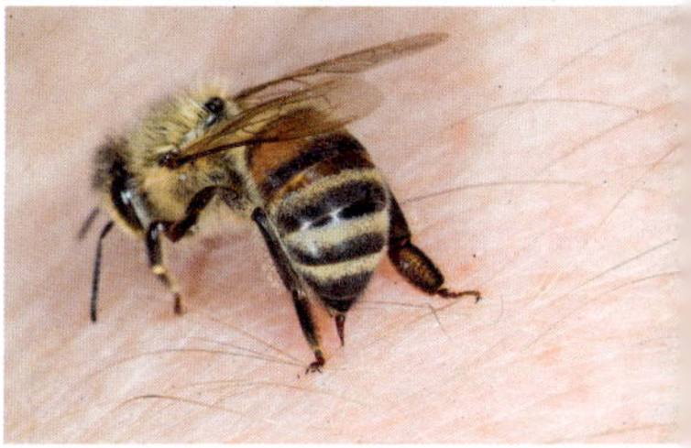

Die dabei auftretenden Beschwerden hat der Bienenforscher und Literatur-Nobelpreisträger Maurice Maeterlinck in seinem Buch »Das Leben der Bienen« folgendermaßen beschrieben:

»Es ist ein trockenes, zuckendes Brennen, eine Art Wüstensonnenbrand, möchte man sagen, der sich bald über den ganzen Körperteil verbreitet. Es ist, als ob diese Sonnenkinder aus den glühendsten Strahlen ihrer Mutter ein leuchtendes Gift gesogen hätten, um die Schätze der Süßigkeit, die sie in ihren segenspendenden Stunden sammeln, desto wirksamer zu verteidigen.«

Bienenstichtherapie

Es gibt eine Behandlungsform, mit Bienenstichen selbst das Gift zu verabreichen, indem den Patienten lebende Bienen auf die Haut aufgesetzt und diese zum Stich provoziert werden. Der österreichische Arzt Filip Terč hat hiermit bereits Ende des 19. Jahrhunderts große Erfolge gehabt, indem er die Bienen in erkrankte Körperbereiche stechen ließ. In der Akupunktur hat man schon früh Bienen zum Stich in Akupunkturpunkte provoziert, die sogenannte Apipunktur.

Achtung bei Allergien
Vor einer Behandlung mit Bienengift muss in jedem Fall eine Bienengiftallergie ausgeschlossen werden, um die Gefahr einer schweren allergischen Reaktion zu verhindern!

Hier stellt sich für manche Therapeuten wie auch Patienten die Frage, ob das Töten der einzelnen Biene ethisch zu vertreten ist.

Bei bestimmten Anwendungsversuchen wird zwischen die Patientenhaut und die Biene ein feines Metallvlies gelegt. Provoziert man dann das Insekt zum Stechen, so geschieht dies nur ganz oberflächlich; es wird mengenmäßig weniger Gift in die Haut gespritzt und der Stachelapparat der Biene bleibt intakt. Nach der Anwendung kann die Biene wieder in ihr Volk zurückgebracht werden. Durch die geringere Giftmenge ist die therapeutische Wirkung – auf der physischen Ebene betrachtet – schwächer. Insbesondere Patientinnen und Patienten, welche schon häufiger eine Bienenstichtherapie erhalten haben, zeigen mitunter bei dieser Behandlungsform eine schwächere Reaktion. Es hat also eine gewisse Gewöhnung an das Gift bzw. eine Art Desensibilisierung stattgefunden.

Die Heilwirkung des Bienengifts

Die Wirkungsweise des Bienengifts ist komplex und seine Anwendungsgebiete erscheinen zunächst paradox. Denn wie ist es zu erklären, dass Bienengift beispielsweise bei einer Gelenkentzündung lindernd wirkt, wo es doch selbst Entzündungen auslöst?

Studien haben ergeben, dass der Hauptbestandteil des Bienengiftes, Mellitin, im entzündeten Gewebe antientzündlich wirkt und die körpereigene Cortisolausschüttung anregt. Cortisol hemmt wiederum die überschießende Immuntätigkeit und bewirkt einen Rückgang der Entzündung. Weitere im entzündeten Gewebe anzutreffende körpereigene Substanzen werden teilweise inaktiviert; die Entzündung geht weiter zurück. Adolapin, eine Eiweißverbindung im Bienengift, wirkt sogar schmerzstillend.

Wird das Bienengift in ein nicht entzündetes Gewebe gespritzt, so ist die Wirkung umgekehrt. Es treten genau jene Symptome auf, welche wir von einem Bienenstich kennen: Entzündung in Form von Rötung, Schwellung,

Schmerzen und Überwärmung. Wird durch die Applikation von Bienengift eine lokale Entzündung um die Einstichstelle herum ausgelöst, so kommt es zu einer vermehrten Stoffwechselaktivität. Stoffwechselprodukte und Zellgifte werden mobilisiert und deren Ausscheidung angeregt. Durch die Wärme wird die Muskulatur gelockert und entspannt sich.

Bienengift vermag es, bei einer vorliegenden Immunschwäche das Immunsystem anzuregen, wie es auch bei überschießenden Immunreaktionen dämpfend wirken kann. Bienengift wirkt also immunmodulierend, d. h. in beide Richtungen gehend ausgleichend. Bei schmerzhaften rheumatischen Gelenkentzündungen kann Bienengift beispielsweise die lokal überschießende Immunreaktion dämpfen, die Entzündung kann im Idealfall zurückgehen. Andererseits wirkt es in zahlreichen Fällen anregend auf Immunprozesse, indem es die Durchblutung und Durchwärmung anregt, lokal angewendet beispielsweise, wenn jemand nach einem kühlen Luftzug Nackenschmerzen bekommen hat.

Überall dort, wo Verhärtungen und Ablagerungen vorliegen, können das Gift oder niedrige homöopathische Potenzen von »Apis mellifica« (siehe Seite 81) Abhilfe schaffen. Rudolf Steiner wies in den Vorträgen »Über das Wesen der Bienen« darauf hin, dass Gifte, welche entzündlich wirken (er nennt sowohl das Bienengift wie auch die Ameisensäure), »Mittel gegen das Absterben« seien.

Deutlich wird dies beispielsweise beim Entzündungsprozess eines Gichtanfalls. Ein zu hoher Harnsäurespiegel im Blut bewirkt, dass es zur Ablagerung von Harnsäurekristallen bevorzugt im Gelenkbereich kommt. Fällt eine Säure zu ihrem Salz aus, geht es in die Kristallbildung über, so handelt es sich dabei um einen Absterbevorgang, ein »Herausfallen aus dem Lebendigen«, wie es Steiner ausdrückte. Eine schmerzhafte Entzündungsreaktion ist darauf die Folge. Hier vermag insbesondere die Ameisensäure die Kristalle aufzulösen. Das Bienengift, welches in Form einer homöopathischen Apis-mellifica-Potenz, z. B. in einer D6, mehrmals täglich eingenommen wird, kann die Entzündung im Gelenkbereich deutlich lindern.

Der Hinweis Steiners wird durch moderne Forschung erhellt, welche die Wirkungen des Bienengifts auf zellulärer und hormoneller Ebene (Cortisolausschüttung) erklärt.

Apitoxin hat zudem eine starke Wirkung auf das zentrale Nervensystem. Es findet dort auch Anwendung in manchen therapeutischen Praxen bei entzündlichen Prozessen wie beispielsweise der Multiplen Sklerose. Durch Gaben in sehr hohen Dosen entweder durch Stiche lebender Bienen oder durch Injektionen unter die Haut mit Bienengift soll der Organismus dahingehend umgestimmt werden, die Entzündungsprozesse zu überwinden.

Weiter ist die regulierende Wirkung von Bienengift auf den Wärmehaushalt zu nennen. Hier kann es auch begleitend bei einer Krebserkrankung, beispielsweise ergänzend zur Misteltherapie, gegeben werden. Es handelt sich hierbei um ein Therapieverfahren, welches insbesondere in der anthroposophischen Krebstherapie eine große Rolle spielt. Die Regulierung des Wärmehaushalts, einschließlich der Bereitschaft, Fieber zu entwickeln, steht im Mittelpunkt. In der Mistel sind bestimmte Eiweiße enthalten, welche eine fieberinduzierende Wirkung besitzen. Es kommt zu Stoffwechselprozessen, welche Tumorzellen angreifen und deren Zellteilung hemmen können. In Anamnesegesprächen mit Krebspatienten wird häufig berichtet, dass diese z. T. jahrzehntelang kein Fieber mehr entwickelt hatten. Gesundheit zeigt sich nicht in der Abwesenheit von Krankheit (z. B. von Infektionen), sondern vielmehr in der Überwindungsfähigkeit dieser mithilfe des Immunsystems. Hier spielt die Wärmeregulation eine zentrale Rolle.

Wer entweder das reine Bienengift oder die abgetötete Honigbiene in homöopathisch potenzierter Form anwenden möchte, ist mit einem tierethi-

Nichts für Laien!

Bei all diesen Erkrankungen und Beschwerdemustern gehört Bienengift ausschließlich in die Hände von ausgebildeten und erfahrenen Therapeutinnen und Therapeuten. Zudem ist immer vor der ersten Anwendung eine Bienengiftallergie auszuschließen. Bienengift in Reinform darf wegen der Gefahr eines Lungenödems nicht intravenös verabreicht werden. Es sollte nicht während der Schwangerschaft angewendet werden!

Es gibt homöopathische Heilmittel, welche die ganze Biene oder auch nur die Königin als organische Substanz enthalten. Dazu werden Bienen am Bienenstock entnommen und in einem geschlossenen Gefäß mit hochprozentigem Ethanol sofort abgetötet. Die weitere Verarbeitung findet danach meistens unter den Herstellungsrichtlinien in Arzneimittellaboren größerer Firmen statt.

schen Fragenkomplex konfrontiert. Besitzen wir überhaupt ein Recht, das Bienenvolk zu schwächen oder diese Insekten zu töten?

In der jüngeren Vergangenheit hat Bienengift auch als Anti-Aging-Mittel Beachtung gefunden. Unter anderem durch seine Wirkung auf die Kollagenbildung kann es dem Alterungsprozess entgegenwirken und wird zudem auch anstelle von Botox eingesetzt, um Falten wieder zu glätten. Besonders hier stellt sich die Frage nach der ethischen Vertretbarkeit.

Apis mellifica in der Homöopathie und Anthroposophischen Medizin

Die Behandlung mit homöopathisch potenzierten Natursubstanzen stellt eine mögliche Alternative dar, da nur sehr wenig Ausgangsmaterial (z. B. abgetötete Honigbienen) als Grundlage für eine große Menge eines homöopathischen Heilmittels ausreicht.

In der Homöopathie wird das Bienengift in verdünnter und potenzierter Form angewendet, »Apisinum« genannt. Weiter verbreitet ist Apis mellifica, wobei das ganze Insekt verarbeitet wird, welches ja dann auch die Giftblase samt Inhalt enthält.

So vorsichtig, wie man in der therapeutischen Anwendung mit dem reinen Bienengift umgehen sollte, so vielfältig sind die Möglichkeiten für den therapeutischen Laien, sich im Akutfall mit rezeptfrei erhältlichen homöopathischen Apis-mellifica-Potenzen selbst zu behandeln. Weiter können mit homöopathischen Hochpotenzen der Honigbiene bzw. ihres Giftes Allergien im Allgemeinen, respektive die Bienengiftallergie, behandelt werden; eine Desensibilisierung auf Bienengift kann erreicht werden. Aber auch wenn man diese mit einer Hochpotenz behandeln kann, sollte dies sicherheitshalber ausschließlich unter therapeutischer Begleitung geschehen. Die Herstellerangaben bezüglich der Gegenanzeigen (z. B. in der Schwangerschaft) müssen unbedingt beachtet werden.

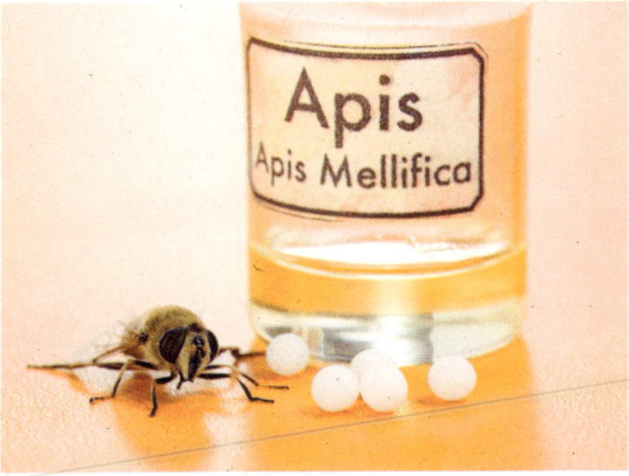

Homöopathisches Potenzieren: Wirksteigerung durch Verdünnen
Die Klassische Homöopathie wurde Ende des 18. Jahrhunderts von Samuel Hahnemann (1755 – 1843) entwickelt. Grundlage ist die Behandlung mit starken Verdünnungen eines Heilmittels, welches schrittweise von Stufe zu Stufe verdünnt und verrieben bzw. verschüttelt wird. Das Verdünnungsverhältnis liegt vorwiegend entweder bei 1:10 (sogenannte D-Potenzen von lat. »*decimus*« = zehn) oder 1:100 (sogenannte C-Potenzen von lat. »*centum*« = hundert). Zur Herstellung beispielsweise einer Apis mellifica D6 geht man wie folgt vor: Man nimmt beispielsweise ein Gramm von der Ausgangssubstanz, in diesem Fall abgetötete Honigbiene, und fügt neun Gramm Milchzucker hinzu. Beides wird für eine Stunde im Mörser verrieben, wobei sich beide Ausgangsstoffe ineinanderfügen. Man hat dann die erste Potenzstufe: Apis mellifica D1. Hiervon nimmt man wieder ein Teil weg (in unserem Beispiel ein Gramm), fügt neun Teile des Trägermediums Milchzucker hinzu und mörsert dies auch eine Stunde; man erhält dann eine D2. Wiederholt man dieses Vorgehen sechsmal, erhält man eine D6.

Danach wird üblicherweise zur Vereinfachung des Herstellungsprozesses das Trägermedium gewechselt. Man nimmt wieder ein Teil der D6 und gibt neun Teile Alkohol oder Wasser hinzu. Nun verschüttelt man diese Verdünnung über zweieinhalb Minuten und erhält eine D7.

Genauso verfährt man bei der Herstellung von C-Potenzen, wählt allerdings ein Verdünnungsverhältnis von 1:100, d. h., man gibt auf ein Teil Ausgangssubstanz 99 Teile des Trägermediums hinzu.

Wie beschrieben, werden zur Verdünnung möglichst neutrale Trägermedien verwendet: Milchzucker, Alkohol oder Wasser. Die Idee ist, dass sich die Eigenqualitäten des Ausgangsstoffs – in unserem Beispiel die Honigbiene – dem Trägermedium aufprägen. Dieser Vorgang wird bei jeder Potenzierungsstufe verstärkt bzw. vertieft.

Samuel Hahnemann hatte die Erkenntnis, dass eine Substanz durch Verdünnen und Verschütteln gegen jene Symptome erfolgreich eingesetzt werden kann, welche sie selbst als Naturstoff – in nicht potenzierter Form – bei Gesunden auslöst. Diesem homöopathischen Prinzip folgend, Gleiches mit Gleichem zu behandeln, kann Apis mellifica in einer hohen Potenz (D30 oder C30) gegen die Beschwerden nach einem Bienen-, aber auch Wespen- oder Hornissenstich gegeben werden (denn die jeweilige Symptomatik ist ähnlich).

Das Homöopathische Arzneimittelbild

In der Klassischen Homöopathie gibt es den Begriff des »Arzneimittelbildes«. Es handelt sich dabei um die Summe der Symptome, gegen welche das verabreichte Mittel hilfreich sein kann. Der Therapeut versucht ein Mittel zu finden, bei welchem es eine möglichst große Überschneidung an Symptomen gibt zwischen dem Heilmittel und der Symptomatik des Patienten. Durch eine ausführliche Anamnese strebt er an, viele charakteristische Symptome des Patienten herauszufinden. Dies sind auch allgemeine Merkmale der Konstitution des Menschen.

Weiter kann es sich auch bei anderen Beschwerden als hilfreich erweisen, welche diesen Symptomen ähneln, auch wenn die Ursache eine ganz andere ist: z. B. eine entzündete und geschwollene Rachenschleimhaut im Rahmen einer Erkältung oder eine schmerzhafte Hautrötung nach Kontakt mit einer Feuerqualle. Hier wirken bereits auch niedrigere Potenzen (D6 oder D12) lindernd.

Das auf Seite 77 angeführte Zitat von Maurice Maeterlinck erscheint wie eine bildhafte Zusammenfassung all jener Beschwerden, bei welchen Apis mellifica homöopathisch angezeigt sein kann. Denn nicht nur ein Bienenstich verleiht ein Gefühl von »Wüstensonnenbrand«, viele andere Krankheiten tun dies mitunter auch. Und da kann ein Behandlungsversuch mit Apis mellifica in homöopathischer Form sehr hilfreich sein.

Sowohl der Sonnenbrand als auch der Sonnenstich gehören in die Anwendungsbreite von Apis mellifica.

Ursprünglich wurde das reine Bienengift verwendet und das Arzneimittelbild anhand der hiermit gemachten Beobachtungen zusammengestellt. Die gesammelten Symptome wurden zu dem homöopathischen Arzneimittelbild »Apisinum« zusammengefasst. Man hat später die ganze abgetötete Honigbiene (samt Giftblase und Stachelapparat) verwendet. Auch heute wird Apis mellifica deutlich häufiger eingesetzt als Apisinum.

Apis regina – Die Bienenkönigin in der Homöopathie

Eine Besonderheit stellt das homöopathische Arzneimittel Apis regina dar. Es handelt sich um die abgetötete Bienenkönigin. Das Arzneimittelbild hat eine große Schnittmenge mit jenem von Apis mellifica. Darüber hinaus ist Apis regina in der Behandlung psychischer Probleme wie beispielsweise depressive Verstimmungen, insbesondere im Rahmen biographischer Umbruchsituationen, angezeigt. Fasst man das Schwarmgeschehen eines Bienenvolks zusammen, so imponiert stark, dass die alte Königin mit dem halben Volk auszieht, um an einem anderen Ort völlig neu zu beginnen, denn das Volk lässt alles zurück: Wabenwerk und sämtliche Futtervorräte. Kann man hierin nicht das Bild für starke Mutkräfte sehen wie auch für ein unglaublich großes Vertrauen in das (Über-)Leben und in die Zukunft? Auch wenn die Königin das Schwärmen nicht bestimmt (denn sie ist ja weniger die Regentin eines Volkes, sondern eher dessen Mutter), spielt sie doch – gerade im Schwarmgeschehen – eine Rolle von zentraler Bedeutung. Ohne sie hat der Schwarm schlechte Überlebenschancen. Dieses Bild können wir mit Apis regina in zahlreichen Fällen dem zu behandelnden Menschen vermitteln, etwa Menschen in der zweiten Lebenshälfte. Es gibt beispielsweise ein homöopathisches Kompositionspräparat, welches sich aus Gold und Bienenkönigin zusammensetzt, womit man insbesondere depressive Verstimmungen, auch nach den Wechseljahren der Frau, behandeln kann, neben damit häufig einhergehenden körperlichen Symptomen.

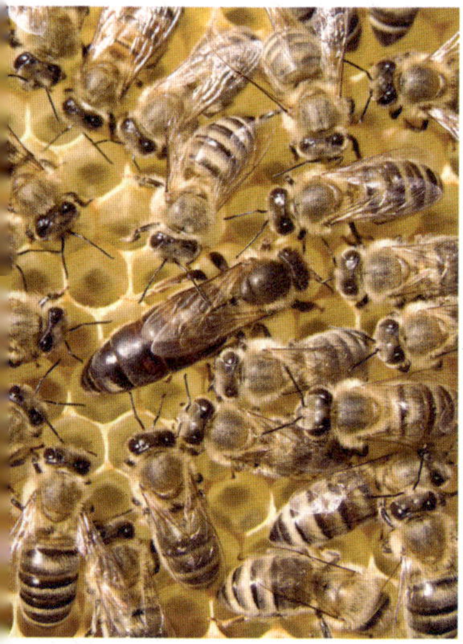

Tierethische Überlegungen zu Apis mellifica und Apis regina

Honigbienen werden für die Herstellung homöopathischer Heilmittel abgetötet und dann als Ursubstanz weiterpotenziert. Das Staunen vor dem Bienenvolk als großartiger Organismus sowie die Ehrfurcht vor dem Leben lassen einen davor zurückschrecken. Doch hierbei ist die Menge ein bedeutsamer Aspekt. Aus einem Gramm Ausgangmaterial (Honigbiene) kann ich ein Kilogramm einer homöopathischen D3 herstellen und zehn Kilogramm einer D4 (sofern man von den einzelnen Potenzstufen nichts aufhebt, son-

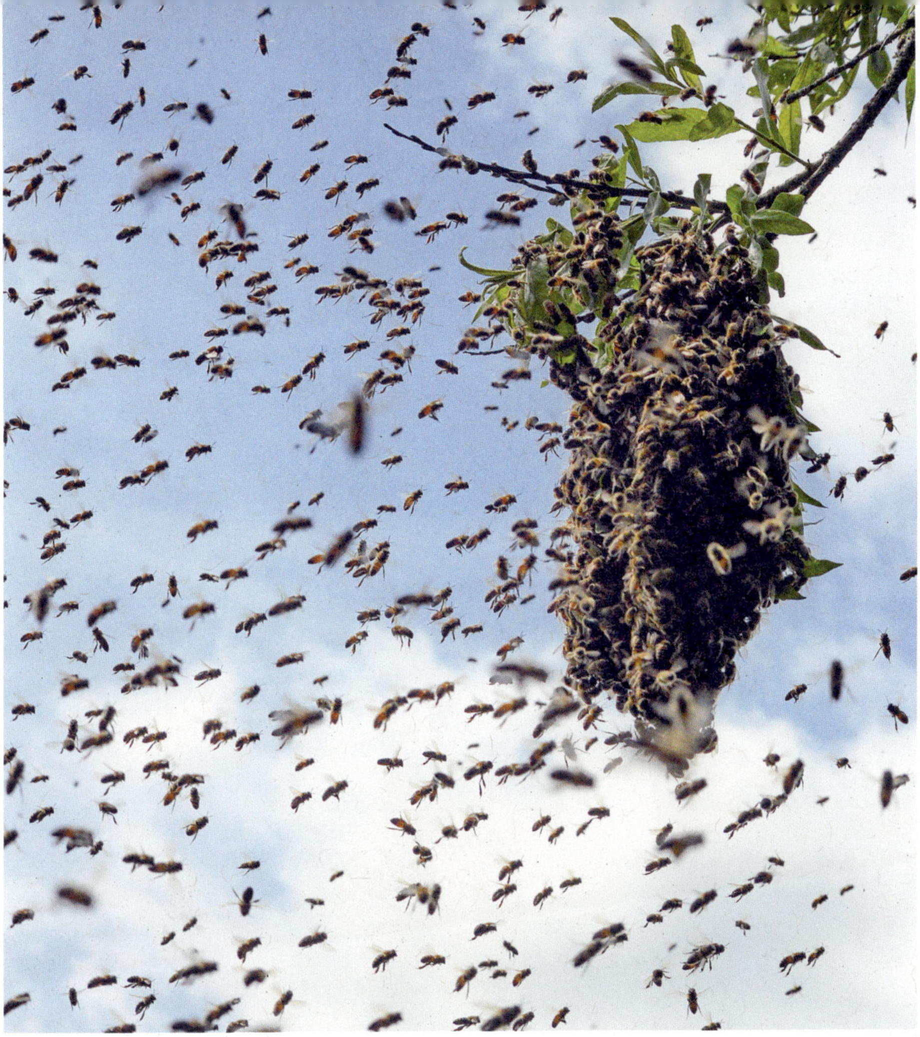

Kommt das Bienenvolk in Schwarmstimmung, verlässt die Königin mit einem Teil ihres Volkes den Bienenstock und bildet zunächst eine Schwarmtraube.

dern alles weiterverarbeitet). Außerdem arbeiten die Homöopathie und die Anthroposophische Medizin als Erfahrungsheilkunde ohne Tierversuche, was tierethisch einen Pluspunkt darstellt. Der belastende Aspekt für die Umwelt erscheint im Vergleich zur Schulmedizin zudem insgesamt weitaus geringer zu sein, wenn man weitere ökologische Aspekte wie Abwasserverschmutzung, Müllproduktion oder Energieverbrauch einbezieht. Vor dem Hintergrund dieser Aspekte erscheint es ein ethisch vertretbarer Kompromiss zu sein, Bienen (und auch eine Bienenkönigin) abzutöten, um daraus homöopathisch potenzierte Arzneimittel herzustellen.

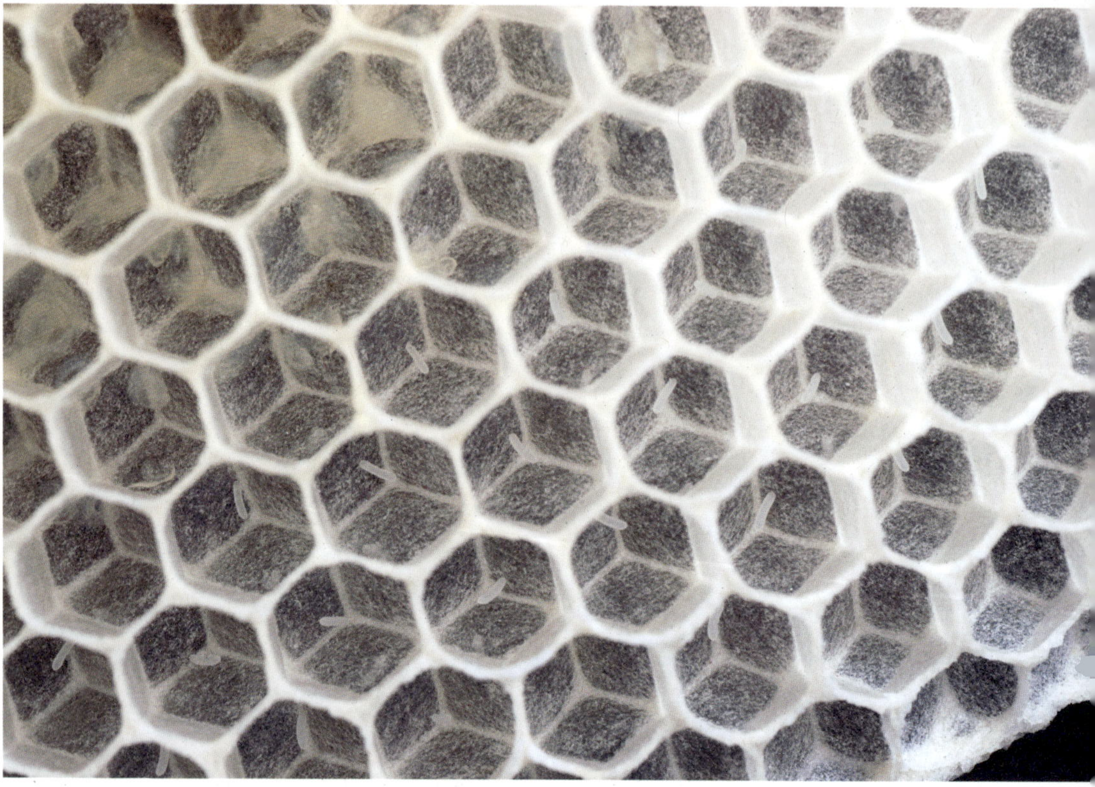
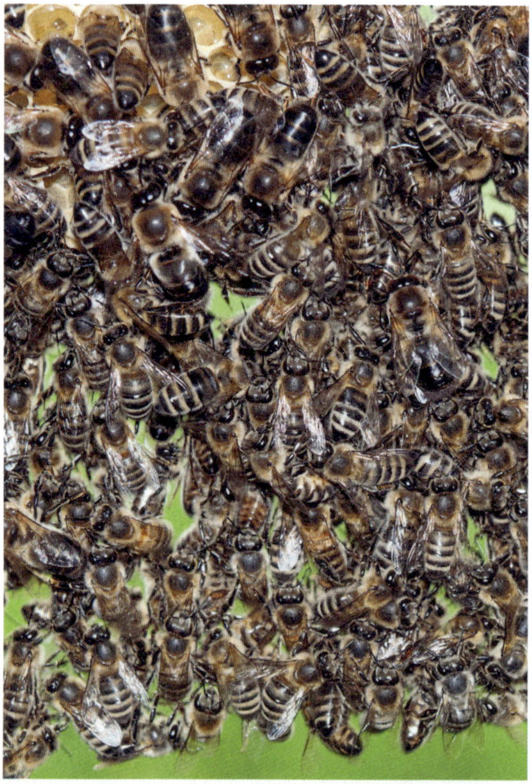
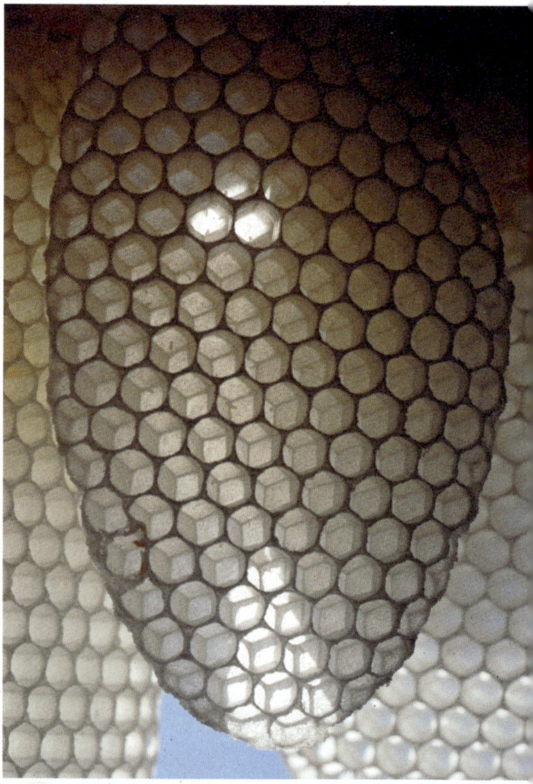

Bienenwachs – Baustoff und Heilmittel

Kinderstube und Vorratskammer des Bienenstocks

Die größte Wachsproduktion wird vor allem durch Bienenschwärme geleistet, die ihr Wabenwerk neu aufbauen müssen.

Bienenvölker vermehren sich natürlicherweise einzig durch das Schwarmgeschehen. Wobei heute Imkerinnen und Imker zum Teil so geschult werden, dass sie das Schwarmgeschehen möglichst systematisch unterdrücken. Darüber hinaus sind schwarmträge Völker ein Zuchtziel der professionellen Bienenzüchtung. Es ist schade, dass diese Ziele verfolgt werden und vielleicht niemals das Schauspiel eines Bienenschwarms erlebt werden kann.

Die Entscheidung der Bienen, zusammen mit einer Bienenkönigin den Bienenstock zu verlassen, ist ein Prozess, der im Frühjahr innerhalb eines Bienenstocks über mehrere Tage hinweg vor sich geht. Für die ausziehenden Bienen bildet diese Schwarmstimmung also einen Abschluss. Es ist für sie aber gleichzeitig auch ein kompletter Neuanfang, denn sie müssen sich eine neue Wohnung suchen, dort Waben bauen und dann ihr ganzes Miteinander der Aufzucht von Jungbienen und die Vorratsbildung so weit voranbringen, dass sie zusammen im Herbst stark genug geworden sind, mit ihren Vorräten den kommenden Winter zu überleben. Drohnen beteiligen sich nicht an all diesen Arbeiten. Für die am Wabenbau beteiligten Arbeiterinnen ist sowohl eine gute Nektarversorgung als auch eine gute Pollenversorgung die wichtigste Voraussetzung, damit genügend Bienenwachs für den Wabenbau produziert werden kann.

Der Neuanfang im Bienenstock beginnt also immer mit dem Wabenbau. Durch den Schwarmprozess sind die Bienen auf die Aufgabe des Wabenbaus schon eingestimmt. Sie produzieren mit ihren acht Wachsdrüsen, genauer betrachtet sind es Drüsenfelder, die sich im Hinterleib der Arbeitsbienen unter der Chitinhülle befinden, ganz kleine helle Wachsschüppchen und pressen sie dann hervor, wobei diese Wachsschüppchen schnell aushärten. Sie sehen anfangs aus wie Bergkristall, nicht der Form, aber der Farbe nach, und sind durchsichtig mit weiß schimmernden Kanten. Gelbes Bienenwachs entsteht

◀ Frische Waben, die unter dem »Bienenvorhang« entstehen, sind schneeweiß und haben eine Tropfenform.

erst aus dem intensiven Gebrauch des Wachses als Bienenwabe, die aus Zigtausenden dieser Schüppchen besteht, denn ein einzelnes Schüppchen wiegt etwa 0,0008 Gramm. Die einzelne Wachsschuppe wird, nachdem sie aus dem Bienenkörper hervorgebracht wurde, mit verschiedenen Borsten der Hinterfüße über Mittel- und Vorderbeine an die Mundwerkzeuge der Biene weitergereicht. Hier wird das Wachs durchgekaut, dabei mit einem Drüsensekret vermischt und dadurch plastisch. Bienenwachs ist der Herkunft nach also ein Drüsensekret der Arbeitsbienen.

Ein Schwarm, der gerade in einen Hohlraum eingezogen ist, gliedert sich nach kurzer Zeit in nebeneinander hängende Flächen, die aus aufgeketteten, sich gegenseitig haltenden lebenden Bienenvorhängen bestehen. In sich eingeschlossen und nicht sichtbar, beginnen sie in ihrem Inneren mit dem Wabenbau. Erst wenn die Waben groß geworden sind, scheinen sie wie aus der Bienentraube herauszuwachsen. Es löst Bewunderung aus, die weißen Wabenränder zu sehen, deren Zwischenräume, die Wabengassen, mit sich geschäftig bewegenden oder auch ruhig sitzenden Bienen gefüllt sind. Sind die Waben nun innerhalb der Organisation eines Volkes oder außerhalb? Der Bienenwissenschaftler Dr. Jürgen Tautz beschreibt es so: »Der Wabenbau ist im wahrsten Sinne ein Teil der Bienen.«

Untersucht man Bienenwachs genauer, findet man erstaunliche über 300 unterschiedliche chemische Verbindungen. Und es hat besondere Eigenschaften. Im Temperaturbereich bei 35 °C, der für die Aufzucht der Bienenbrut maßgebend ist, leitet Bienenwachs die Wärme am besten weiter und ermöglicht den Bienen, die das Brutnest wärmen, dort eine einfache Wärmeverteilung. In niedrigeren Temperaturbereichen wirkt das Wachs mehr isolierend.

Auf den fertig gebauten Waben ist das Bienenvolk im Kleinen wie im Großen durchstrukturiert. Schauen wir auf die einzelne Zelle, so besteht diese aus einem exakten Sechseck. Die Durchmesser der Sechsecke unterscheiden sich etwas. Wenn in der Zelle eine männliche Biene, ein Drohn, aufgezogen werden soll, wird die Zelle von den Baubienen etwas größer gebaut. Drohnenzellen befinden sich meistens unterhalb und im Randbereich der Brutzellen für Arbeiterinnen. Außerhalb des Brutnestes werden die sich anschließenden Zellen von den Bienen mit Pollenvorräten gefüllt, damit diese auf kurzen Wegen für die Ammenbienen und für die Maden in den Brutzellen als Futter zur Verfügung stehen. Erst daran und vor allem über dem Brutnest schließen sich die Honigvorräte an. Dies macht deshalb Sinn, weil sich das Bienenvolk im Winter ganz langsam über die ausgefressenen Honigzellen hinweg nach oben bewegen kann. Den Honig brauchen die Bienen im Winter, um die Wärme innerhalb ihrer Kugel aus ganz eng aneinander sitzenden Bienen aufrechtzuerhalten. Und auch die Wärme sickert aus dieser Winterkugel der Bienen heraus langsam nach oben. Die Winterkugel folgt also über die Waben hinweg der Wärmebewegung.

Der Wabenbau aus Bienenwachs ist im Naturzusammenhang eines Bienenvolkes das Erste, das entsteht, und das Letzte, das vergeht, wenn ein Bienenvolk gestorben ist. Meistens können im Winter alte, durch wiederholte Verwendung dunkel bis schwarz gefärbte Waben im Wasserbad oder elektrisch betriebenen Dampfwachsschmelzer eingeschmolzen werden, um das Bienenwachs zu gewinnen. Waben oder Wachsstücke können aber auch durch Sonnenenergie im Sommer im Sonnenwachsschmelzer verflüssigt werden. Sonnenwachsschmelzer kommen überwiegend in Freizeitimkereien zum Einsatz. Sie bringen in gleicher Zeit lediglich weniger Leistung.

Bienenwachs wird bei einer Temperatur zwischen 61 und 66 °C flüssig. Leichtere Verunreinigungen schwimmen dann auf, schwerere sinken im flüssigen Wachs nach unten. Wird das Wachs nach dem Verflüssigen durch einen Filter, z. B. ein festes Bauwolltuch, gegossen, entsteht nach dem Abkühlen in einem Edelstahlgefäß ein sauberer gelb anzusehender, gut duftender Bienenwachsblock, der als Rohstoff zur Salbenproduktion, für Bienenwachsauflagen oder auch nur zur Kerzenproduktion weitere Verwendung finden kann. In den Richtlinien für Demeter-Bienenhaltung werden zwei unterschiedliche Wachsqualitäten unterschieden:

- Wachs I ist Verdeckelungswachs oder Naturbauwachs. Dieses Wachs wurde von den Bienen frisch produziert oder innerhalb des Wabenwerkes des Bienenstocks von den Bienen umgebaut.
- Wachs II ist Wachs, das einmal als Naturbau- oder Verdeckelungswachs (Wachs I) aus dem Bienenstock entnommen, eingeschmolzen und gereinigt wurde und den Bienen dann als Mittelwand ausschließlich im Honigraum und nur einmalig wieder zur Verfügung gestellt wurde, um Honigwaben auszubauen und darin Honig einzulagern. (Viele Demeter-Imkereien arbeiten auch im Honigraum ohne Mittelwände und lassen ihre Bienen einen Teil der eingehängten Rähmchen mit Waben selbst ausbauen.)

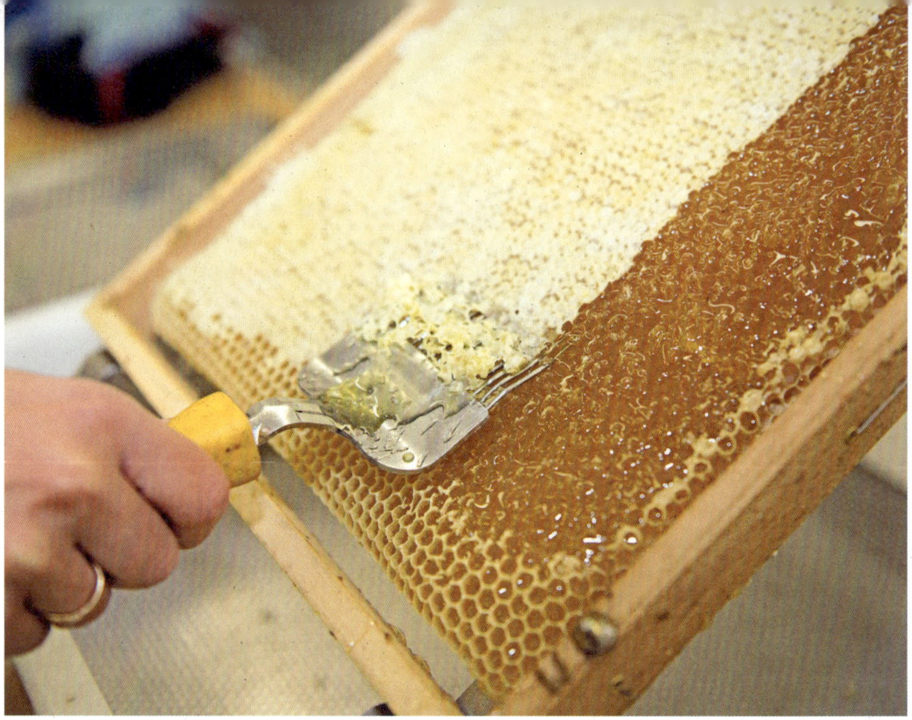

Wachs, das vor der Honigernte abgehoben wurde, findet unter anderem in der Herstellung der »Öligen Propolislotion« (siehe Seite 126) Verwendung.

Als Verdeckelungswachs wird das Wachs bezeichnet, das anfällt, wenn in der Imkerei die Wachsdeckel der Honigzellen vor dem Schleudern der Waben geöffnet werden. Meistens ist das Verdeckelungswachs noch mit dem klebrigen frischen Honig verbunden und kann für eine spätere Salbenproduktion verwendet werden, wenn beide Inhaltsstoffe – also Bienenwachs und Honig – enthalten sein sollen (z. B. zur Herstellung der »Öligen Propolislotion«, Rezept Seite 126). Dieses Verdeckelungswachs sollte nach dem Entdeckeln der Honigwaben sofort in Gläser abgefüllt und luftdicht verschlossen gelagert werden. Der Honig wird im Glas je nach Sorte früher oder später kristallisieren und fest.

Wachsblöcke können wie Bienenwachskerzen offen gelagert werden. Sie bekommen nach einer gewissen Zeit der Lagerung eine helle, etwas weißliche Patina. Diesen Überzug kann man auch bei Bienenwachskerzen, die länger gelagert wurden, beobachten. Solch eine Patina verringert die Wachsqualität für die Salbenherstellung aber nicht. Sie kann bei Bedarf durch einfaches Polieren mit einem trockenen Baumwolltuch schnell beseitigt werden und das Wachsstück erscheint wieder glänzend.

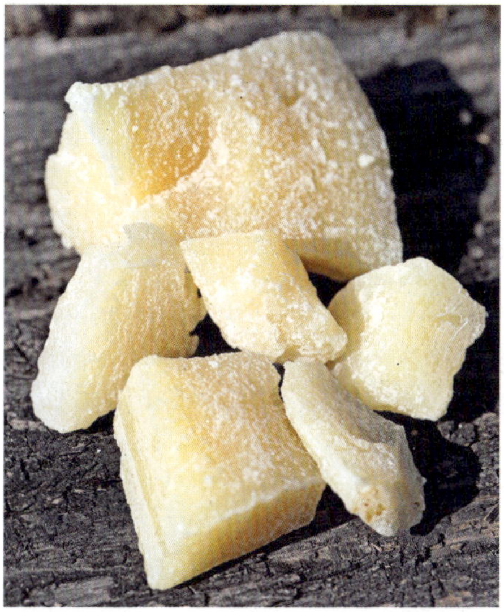

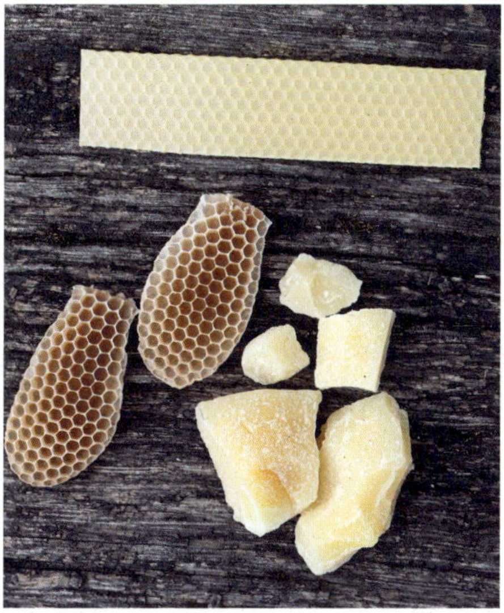

Wachs bekommt erst im Bienenstock seine gelbe Farbe. Wird es eingeschmolzen, kann es für verschiedene Zwecke weiterverwendet werden.

Träger und Vermittler von Licht und Wärme

Bienenwachs *(Cera flava)* ist der Baustoff, welchen die Honigbienen als leicht modellierbares Material in ihrem eigenen Organismus bilden, und besteht zum Großteil aus Myricin (Gemisch von Estern langkettiger Alkohole und Säuren). Enthaltene Propolis sowie Pollenöl (welches Carotin enthält) verleihen dem Wachs seine gelbe Färbung. Frisch aus den Wachsdrüsen am Hinterleib der Biene ausgeschwitzt, ist Bienenwachs anfänglich noch farblos *(Cera alba)*. Erst mit der Zeit erhalten die Waben ihre gelbliche Farbe und den typischen Geruch. Die Bienen überziehen zur allgemeinen Stockhygiene ihr Wabenwerk regelmäßig mit einer ganz feinen Schicht Propolis. In die Wabenzellen eingelagerte Pollen sowie die nach dem Schlüpfen der Brut in den Zellen zurückbleibenden Nymphenhäutchen bewirken, dass die Waben in einem Bienenstock von Jahr zu Jahr immer dunkler werden.

Bienenwachs wird zwischen 25 und 40 °C weich, weshalb es sich gut in der Hand kneten lässt. Es besitzt die besondere Fähigkeit, sowohl zu trennen als auch zu verbinden: So ist es einerseits beispielsweise bei gelatinehaltigen Lebensmitteln – wie Gummibärchen – ein Trennmittel (als E 901 deklariert);

andererseits findet es als Emulgator Verwendung in der Salbenherstellung. Von den physikalischen Eigenschaften des Bienenwachses steht seine Fähigkeit, Wärme zu speichern, im Mittelpunkt.

Die Energie, ihr Wabenwerk zu bauen, nehmen die Bienen aus dem in ihrer Nahrung enthaltenen Zucker. Die erforderliche Energiemenge ist abhängig vom geografischen Standort, dem Klima und den Wetterverhältnissen sowie der Stärke des Volkes und variiert von Rasse zu Rasse. Die Energie aus etwa sechs bis sieben Kilogramm Honig, für den sie zuvor ein Vielfaches an Nektar gesammelt haben, wird durchschnittlich benötigt, um ein Kilogramm Wachs zu produzieren. Bienenwachs ist über den Nektar der Pflanzen gewissermaßen geronnenes Sonnenlicht und -wärme. Diese Wärme lässt sich über äußere Anwendungen dem Menschen zuführen.

Von der Altwabe zum Heilmittel

Für die Wachsqualität, insbesondere bei der Verarbeitung zu Heilzwecken, sind verschiedene Aspekte von Bedeutung.

Zum einen enthält Bienenwachs Umweltgifte, welche sich in den Waben anreichern, unter anderem können fettlösliche Medikamente zur Behandlung der Varroamilbe sowie weitere Umweltgifte, z. B. aus Industrieabgasen, welche die Bienen aufnehmen, wenn sie Pflanzen besuchen, enthalten sein. Zum anderen sind die Bearbeitungs- und Reinigungsprozesse in der Wachsverarbeitung der Imkerei zu bedenken. Es werden teilweise imkerliche Methoden angewendet, Wachs mithilfe von Chemikalien und Lösungsmitteln zu reinigen; diese bleiben als Rückstände im Wachs zurück. Diese Verfahrensweisen sind in der bio-zertifizierten Wachsgewinnung jedoch nicht erlaubt. Bienenwachs für die Kosmetik- und Heilmittelherstellung ist rückstandskontrolliert, was jedoch nichts darüber aussagt, ob das Wachs ursprünglich aus der biologischen Imkerei stammt.

Für die Arzneimittelindustrie und Apotheken gelten im Allgemeinen die Inhalte des Deutschen bzw. Europäischen Arzneibuchs. Darin sind pharmazeutisch verwendete Inhaltsstoffe (und eben auch Bienenwachs) definiert und hinsichtlich des Reinheitsgrades die zugehörigen Prüfverfahren geregelt. Hiernach muss Bienenwachs lediglich rückstandskontrolliert und nicht zwingend bio-zertifiziert sein und es dürfen keine Beimengungen anderer Wachse (wie z. B. Paraffin) im Sinne von Verfälschungen enthalten sein.

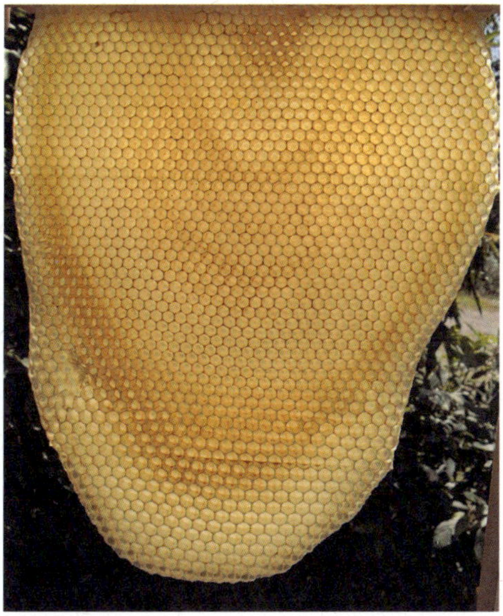

Mit jedem Schmelz- und Filtrationsvorgang der Rohwaben werden Aromen, entzündungshemmende und schmerzlindernde (teils hitzelabile) Stoffe, Flavonoide und natürliche Antibiotika aus dem Propolisanteil reduziert.

Das heißt, um eine optimale Wachsqualität für die naturheilkundliche Anwendung zu erzielen, sollte sowohl der Anteil der Umweltgifte möglichst gering sein (die Herkunft ist zu beachten) und die Reinigungsprozesse des Wachses sollten so schonend wie möglich vorgenommen werden (die Betriebsweise der Imkerei ist bedeutsam). Beim Einschmelzen empfiehlt es sich, die für Bienenwachs nötige Schmelztemperatur von 61 bis 66 °C nicht zu überschreiten und das Wachs für therapeutische Zwecke nur einmalig zum Reinigen einzuschmelzen.

Gewöhnliche Bienenwachspastillen, welche zum Kerzenziehen im Bastelbedarfshandel erhältlich sind, sollte man deshalb nicht für therapeutische Zwecke verwenden. Die Herkunft des Wachses sowie möglicherweise enthaltene Umweltgifte liegen hier meistens im Dunkeln.

Ein Beispiel für Bienenwachs als Wärmeträger ist die äußere Anwendung als Wachsauflage: bei Husten als Brustauflage angewendet, wie auch bei Schmerzen im Bewegungsapparat im Gelenkbereich und bei muskulären Verspannungen an der entsprechenden Stelle aufgelegt.

Möchte man Bienenwachsauflagen selbst herstellen, so ist am besten ein Wachs zu verwenden, welches nur grob von Verunreinigungen gesäubert wurde; man kann es auch direkt so verwenden, wie man es aus dem Sonnenwachsschmelzer nimmt, ohne einen erneuten Reinigungsvorgang vorzunehmen. Dieses Wachs wird außerhalb des Bienenstocks zum ersten Mal flüssig, denn solch hohe Temperaturen herrschen niemals im lebendigen Volk. Indem das flüssige Wachs durch ein Reinigungsgitter über eine schräg

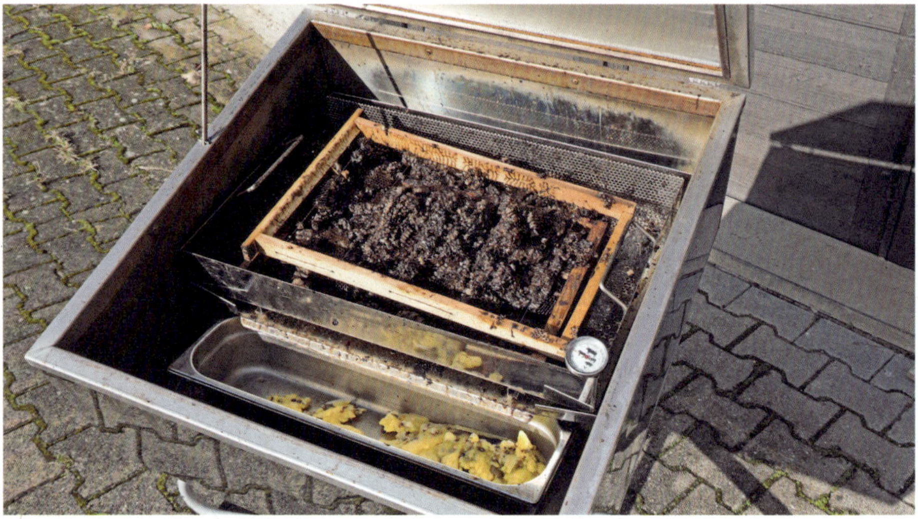

Frisch aus dem Sonnenwachsschmelzer entnommen, kann das Wachs später für die Herstellung von Auflagen genutzt werden.

stehende Platte in ein Auffanggefäß fließt, bleibt ein Teil der Verunreinigungen (tote Bienen, Nymphenhäutchen, Honig- und Pollenreste etc.) zurück. Aufgefangen wird ein grob gereinigtes Wachs, welches zwar nicht sauber aussieht, jedoch gerade durch bestimmte »Verunreinigungen« wie z. B. Propolis von hohem Heilwert ist.

Brust- und Gelenkauflagen mit Bienenwachs

Bei der Anwendung der Auflage, welche vorher erwärmt wird (Anwendungsbeschreibung siehe Seite 98), kommt es zu einer starken Durchwärmung des gesamten Brustraums. Die Lunge hat im oberen Bereich von Luftröhre und den großen Bronchien nur eine Temperatur von etwa 25 °C, da wir permanent Luft einatmen, welche meist kühler ist als unsere Körperkerntemperatur. Die Temperaturerhöhung durch die Bienenwachsauflage trägt dazu bei, dass sich Schleim leichter löst und abgehustet werden kann. Außerdem sind eingenommene Arzneimittel in gut durchblutetem Gewebe wirksamer. Sie gelangen besser an den Ort der gewünschten Wirksamkeit. Eine gute Durchblutung der Bronchien trägt zudem dazu bei, dass das gesamte lokale Stoffwechselgeschehen angeregt wird. Der Abtransport von Stoffwechselproduk-

> **Bitte beachten:**
> Wachsauflagen nur individuell einsetzen, nicht an andere weitergeben. Nach einer akuten Erkrankung (z. B. einer Bronchitis) sollte die Auflage entsorgt werden. Besitzt man einen Kaminofen, kann man die nicht mehr verwendete Auflage in Streifen schneiden und als Anzündhilfe verwenden.

ten sowie die Aktivität unseres bronchialen Immunsystems werden außerdem durch die Wärme angeregt.

Bei der Durchwärmung des Brustraums wird die Atmung vertieft und es kommt zu einer seelischen Entspannung. Schwere Atemwegsinfekte sind oft mit einem tiefen (bewussten oder unbewussten) seelischen Konflikt assoziiert. Die Entspannung kann hier unterstützend auf die Konfliktlösung wirken.

Hinzu kommt, dass die erwärmte und gut durchblutete Haut des Patienten die wertvollen Inhaltsstoffe aus dem Wachs, wie Propolis und eventuell ergänzte Heilpflanzenextrakte, besonders gut aufnimmt. Stoffwechselprodukte, organische Säuren und andere Substanzen werden andererseits gut aus der warmen Haut mit ihren geöffneten Poren abgegeben und vom Wachs aufgenommen. In der Naturheilkunde spricht man von einem sogenannten »ausleitenden Verfahren«, das einen Rückgang des Entzündungsgeschehens unterstützen kann.

Durch die Temperatur im Bienenstock von etwa 35 °C ist das Wachs weich und kann gut von den Baubienen modelliert werden. Diesen Temperaturbereich haben wir bei einer gut erwärmten, weichen Bienenwachsauflage. Erfährt man die Anwendung einer Bienenwachsauflage, so kommt man nicht nur mit dem Wachs in Berührung, sondern kann hierbei auch über die Wärme innerlich tiefer mit dem Bienenvolk als Organismus in Kontakt treten.

Diese Aufnahmefähigkeit von Bienenwachs macht es auch als Auszugsmittel für Heilpflanzen geeignet, was im Folgenden beschrieben werden soll. Erzielt wird hierbei ein Synergieeffekt der wohltuenden Bestandteile des Wachses und der Heilpflanze.

Sehr hilfreich ist die Anwendung von Wachsauflagen bei muskulären Verspannungen (und Verhärtungen) wie beispielsweise im Schulter- und Nackenbereich, im Bereich der Lendenwirbelsäule sowie bei rheumatischen Gelenkschmerzen, welche nicht auf eine akute Entzündung zurückzuführen sind.

BIENENWACHSAUFLAGE FÜR BRUST UND GELENKE

400 g Bienenwachs

Küchenwaage
dünne Baumwolltücher
(etwas kleiner als DIN-A5-Größe)
2 Töpfe, die ineinander passen (für das Wasserbad)
Kochplatte

- Bienenwachs in den kleineren Topf geben. In den größeren Topf Wasser für ein Wasserbad geben, den zweiten Topf hineinstellen und das Wachs bei maximal 65 °C im Wasserbad verflüssigen.
- Den Topf mit dem flüssigen Wachs aus dem Wasserbad nehmen.
- Die Baumwolltücher in DIN-A5-Größe ein- bis zweimal *kurz* in das flüssige Wachs eintauchen. Dann erkalten lassen, dazu die Auflage für wenige Minuten an den Zipfeln zwischen den Fingern halten, bis das Wachs fest geworden ist.

Brustauflagen sind sowohl zur unterstützenden Behandlung einer Bronchitis gut geeignet als auch als Gelenkauflage bzw. im Bereich von Muskelverspannungen.

Bei der Anwendung von Bienenwachsauflagen im Gelenkbereich sollte man beachten, dass eine Wärmeanwendung nicht immer angezeigt und hilfreich ist. Ist das Gelenk beispielsweise geschwollen, gerötet und überwärmt, dann sollte man eher kühlen, beispielsweise mit einer Quarkauflage. Die genannten Symptome zeigen an, dass die lokale Temperatur hoch ist und Stoffwechselprozesse ohnehin schon auf Hochtouren laufen. Diese durch äußere Wärmezufuhr noch zusätzlich anzuregen, kann kontraproduktiv sein und die Symptome verstärken. Hier ist die therapeutische Beurteilung empfehlenswert. Man sollte sich immer die Frage stellen, ob eine Anregung oder eine Dämpfung der Stoffwechselprozesse angezeigt ist.

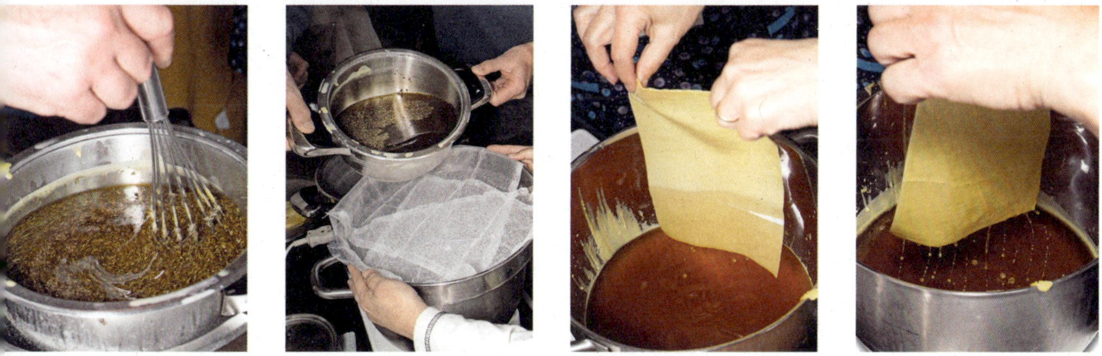

Thymianauszug in flüssigem Bienenwachs (links); nach dem Abseihen über einem Küchensieb können die Baumwolltücher eingetaucht werden (rechts).

THYMIAN-BIENENWACHS-BRUSTAUFLAGE

400 g Bienenwachs
50 g Thymian (Thymus vulgaris),
aus biologischem Anbau oder Wildsammlung, getrocknet

Küchenwaage
dünne Baumwolltücher (etwas kleiner als DIN-A5-Größe)
2 Töpfe, die ineinander passen (für das Wasserbad)
1 Schüssel
Kochplatte
Küchensieb (Durchmesser mindestens 15 cm)
Mullkompresse (mindestens 15 × 15 cm)

- Das Bienenwachs in den kleineren Topf geben. In den größeren Topf Wasser für ein Wasserbad geben, den zweiten Topf hineinstellen und das Wachs bei maximal 65 °C im Wasserbad verflüssigen.
- Den Thymian in das flüssige Wachs geben, 10 Minuten rühren.
- Den Topf mit der flüssigen Wachs-Thymian-Mischung aus dem Wasserbad nehmen. Die Masse durch das Sieb, in welches man eine Mullkompresse (auseinandergefaltet) gelegt hat, in eine Schüssel gießen.
- Die Baumwolltücher in DIN-A5-Größe ein- bis zweimal *kurz* in das flüssige Wachs eintauchen, dann erkalten lassen, dazu die Auflage für wenige Minuten an den Zipfeln zwischen den Fingern halten, bis das Wachs fest geworden ist.

Thymian-Brustauflagen sind zur unterstützenden Behandlung einer Bronchitis geeignet. Alternativ können anstelle von Thymian auch andere *getrocknete* Heilpflanzen wie Königskerzenblüten *(Verbascum densiflorum)* oder Blätter und Blüten des Spitzwegerichs *(Plantago lanceolata)* verwendet werden.

Tipp: *Die Baumwolltücher kann man aus Stoffresten selbst zurechtschneiden; hierfür sollten diese bei mindestens 60 °C gewaschen worden sein, möglichst ohne Weichspüler und mit einem duftneutralen ökologischen Waschmittel. Damit die Auflagen ordentlich aussehen, den Stoff vorher bügeln und exakt auf knappe DIN-A5-Größe zurechtschneiden. Dann passt die fertige Auflage zum Aufbewahren in einen DIN-A5-Briefumschlag. In den Umschlag kann man die Anwendungsbeschreibung dazulegen, damit man im Bedarfsfall nicht danach suchen muss.*

Anwendung der Bienenwachsauflagen: Die Auflage in einen kleinen Bezug (z. B. ein ausrangierter Kopfkissenbezug) legen und zwischen zwei Wärmflaschen vorsichtig erwärmen. In die Wärmflaschen sollte kein kochendes Wasser eingefüllt werden, sondern eine Mischung aus einem Drittel kaltem Leitungswasser und zwei Dritteln 90 °C heißem Wasser. Während des Erwärmens der Wachsauflage darauf achten, dass das Wachs nicht »wegschmilzt« und in den Kissenbezug übergeht.

Die weiche Auflage aus dem Kopfkissenbezug herausnehmen und dem ruhenden Erkrankten direkt auf die Haut (am Ort der Beschwerden) auflegen. Die Auflage mit einem Tuch abdecken und eine Wärmflasche darüberlegen.

Am besten ist es, wenn eine zweite Person alles vorbereitet, die Wachsauflage erwärmt und alle Dinge wie Wärmflasche oder Abdecktuch bereitlegt. Dann kann die weiche Auflage dem liegenden Erkrankten direkt aufgelegt werden.

Anwendungsdauer: mindestens 15 Minuten.

Eine Auflage, welche einmal in die flüssige Wachs-Kräuter-Mischung getaucht wurde, kann bis zu fünfmal verwendet werden; ist ein zweimaliger Tauchvorgang erfolgt, kann sie bis zu zehnmal verwendet werden.

Nach der 15-minütigen Anwendungsdauer sollte im Idealfall noch eine kleine Nachruhe von mindestens 10 Minuten folgen.

Wachstücher als Ersatz für Frischhaltefolie

Die hier beschriebenen Wachsauflagen sind nicht zur Verwendung als Frischhaltefolienersatz geeignet. Frischhaltewachstücher sind im Handel erhältlich, jedoch nur für den Lebensmittelbereich gedacht und nicht für die hier beschriebenen therapeutischen Anwendungen geeignet.

Wachs als Trägermedium für stufenweise Verdünnungsprozesse

Im Zusammenhang mit dem Thema Bienengift wurde das Konzept der Klassischen Homöopathie skizziert (siehe Seite 82) und die Vorgehensweise des homöopathischen Potenzierens beschrieben. Es wurde erwähnt, dass für die Verdünnung neutrale Trägermedien verwendet werden. Von verschiedenen ärztlichen Arbeitsgruppen wurde über viele Jahre nach anderen Trägermedien gesucht und unterschiedliche Substanzen wie Salz und Öl wurden ausprobiert.

Bienenwachs ist kein neutrales Trägermedium. Verwendet man gelbes Bienenwachs, so enthält dieses charakteristische Eigenqualitäten, insbesondere durch enthaltene Propolis. Weißes Bienenwachs aus frisch gebauten Waben ist zu wertvoll. Wenn man es einkauft, ist es meist gebleicht und damit nicht mehr neutral.

Im eigenen praktischen Experimentieren (von Almut Tobis) zeigte sich: Man kann flüssiges Bienenwachs als Trägermedium verwenden, um darin eine Ursubstanz in einem bestimmten Mengenverhältnis zu verdünnen. Jedoch kann man diesen Prozess (wegen der mangelnden Neutralität) nur über wenige Stufen fortführen (maximal drei- bis viermal). Im Mittelpunkt steht das Schaffen einer Substanzgemeinschaft aus dem Wachs und der Ursubstanz, welche sich mit diesem in einem bestimmten Mengenverhältnis verbindet.

Stufenweises Verdünnen in Bienenwachs: Nonalstufen

Anstelle des in der Homöopathie üblichen Verfahrens, die Verdünnungsschritte entweder 1:10 (D-Potenzen) oder 1:100 (C-Potenzen) zu wählen, wurde damit experimentiert, das Mengenverhältnis dem Trägermedium anzupassen. Für Bienenwachs wird ein anderes Verhältnis gewählt, auf ein Teil Ursubstanz kommen acht Teile Bienenwachs. Da es sich damit um insgesamt neun Teile handelt, werden sie als »Nonalstufen« bezeichnet. Beispielhaft wird die Herstellung einer Gelenkauflage mit Weihrauch vorgestellt.

GELENKAUFLAGE MIT INDISCHEM WEIHRAUCH

1 g indischer Weihrauch (Boswellia serrata)
97 g Bienenwachs (für 3 Verarbeitungsstufen)

Taschenwaage
Granitmörser
2 Töpfe, die ineinander passen (für das Wasserbad)
hitzebeständige Schüssel
Stofftücher aus Baumwolle oder Leinen (DIN-C6- oder DIN-A5-Größe)
2 Glastiegel
1 Glas mit Schraubverschluss (300 ml Volumen)
Kochplatte

- **Für Stufe N1** das Weihrauchharz im Granitmörser zerkleinern. Damit keine Stückchen beim Zerstoßen wegspritzen, ein Tuch über den Stößel legen, sodass die Schüssel vollständig abgedeckt ist.
- So lange mit Druck mörsern, bis ein mehlfeines Pulver entsteht.
- Nun 1 g davon auswiegen.
- 8 g Bienenwachs, von einem Wachsblöckchen abgeschabt, in den kleineren Topf geben. In den größeren Topf Wasser für ein Wasserbad geben, den zweiten Topf hineinstellen und das Wachs bei maximal 65 °C im Wasserbad verflüssigen.
- Sobald das Wachs flüssig ist, die Platte auf die niedrigste Stufe drehen, das Weihrauchpulver hinzugeben und für 10 Minuten rühren.
- Die flüssige Wachs-Weihrauch-Mischung in einen Glastiegel umfüllen. Sobald das Wachs erkaltet ist, den Deckel aufschrauben.
- **Für Stufe N2** am nächsten Tag wieder 8 g Bienenwachs im Wasserbad bei maximal 65 °C verflüssigen.
- Von N1, welche man am Tag zuvor hergestellt hat, 1 Gramm aus dem Glastiegel entnehmen und zum flüssigen Wachs in das Wasserbad geben.
- Nun wie bei der N1 weiterverfahren, alles für etwa 10 Minuten verrühren, in einen frischen Glastiegel füllen. Abkühlen lassen und mit einem Schraubdeckel verschließen.

- **Für Stufe N3** wie für die N2 verfahren, aber mit einer größeren Menge. Dazu 81 g Bienenwachs abschaben, auswiegen, im Wasserbad verflüssigen und dann die komplette Menge der N2 vom Vortag dazugeben.
- Wieder etwa 10 Minuten alles verrühren.
- Die Stoffstücke ein- bis zweimal *kurz* in das flüssige Wachs eintauchen und erkalten lassen.

Tipp: *Das restliche Wachs der Stufe N3 in ein Glas mit Schraubverschluss, einen Tiegel oder ein Einweckglas abfüllen. Sobald es erkaltet ist, verschließen und beschriften. Es kann zur Nachproduktion der Gelenkauflagen verwendet werden. So ist es vor der Wachsmotte geschützt und kann jahrelang aufbewahrt werden.*

Anwendung:

- Die Auflage zwischen zwei Lagen Küchenpapier legen und zwischen einer zusammengeklappten Wärmflasche vorsichtig erwärmen.
- In die Wärmflasche sollte kein kochendes Wasser eingefüllt werden, sondern eine Mischung aus einem Drittel kaltem Leitungswasser und zwei Dritteln 90 °C heißem Wasser. Während des Erwärmens der Wachsauflage darauf achten, dass das Wachs nicht »wegschmilzt« und in das Küchenpapier übergeht.
- Wenn die Auflage gut weich ist, direkt im Bereich des Gelenks oder der schmerzhaften Muskulatur auflegen, mit einem kleinen Tuch abdecken, Wärmflasche darüberlegen.

Anwendungsdauer: mindestens 15 Minuten.
Eine Auflage, welche einmal getaucht wurde, kann bis zu fünfmal verwendet werden, sind zwei Tauchvorgänge durchgeführt worden, kann sie bis zu zehnmal verwendet werden.

Anwendungsmöglichkeiten:

- Gelenkschmerzen (nicht bei akuter Gelenkentzündung anwenden!)
- muskuläre Verspannungen

Herz-Auflage aus Bienenwachs mit Gold, Weihrauch und Myrrhe

In der Anthroposophischen Medizin gibt es eine Arzneimittelgruppe aus Gold, Weihrauch und Myrrhe, welche sowohl bei Entwicklungsproblemen in der Kindheit und Jugend, in Lebenskrisen des Erwachsenen wie auch zur Sterbebegleitung eingesetzt werden kann. Die drei Gaben der Weisen aus dem Morgenland können in das Bienenwachs eingearbeitet werden, bevor man es zum Tauchen einer Wachsauflage verwendet.

HERZ-AUFLAGE

240 g Bienenwachs
15 g Weihrauch (bevorzugt grüner Weihrauch)
15 g Myrrhe
3 Blätter lebensmittelechtes Blattgold (jeweils mindestens 5 × 5 cm)

2 – 3 Stofftücher aus Baumwolle oder Leinen (etwas kleiner als DIN-A5-Größe)
Taschenwaage
Granitmörser
2 Töpfe, die ineinander passen (für das Wasserbad)
1 Glas mit Schraubverschluss (300 ml Volumen)
Kochplatte

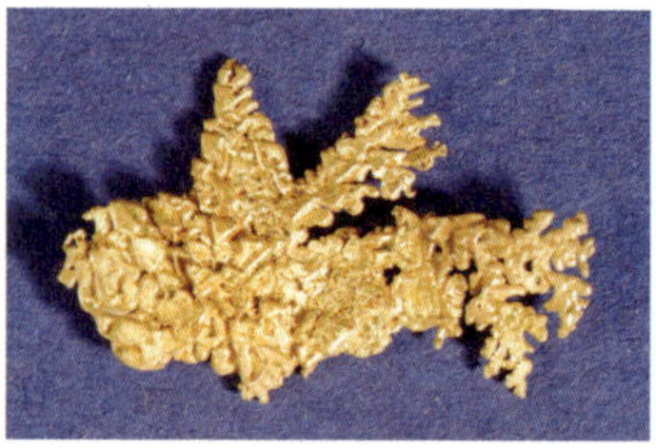
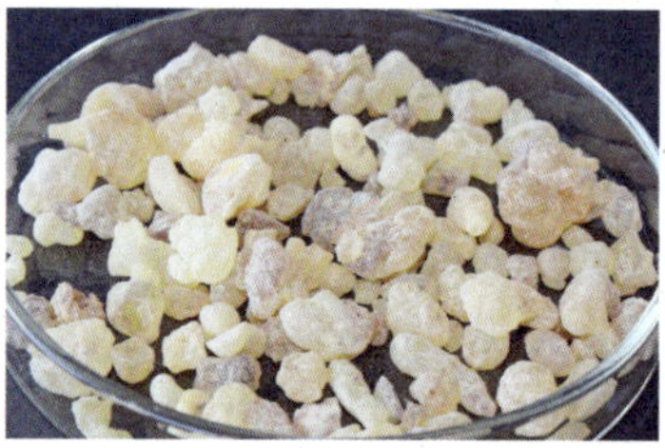
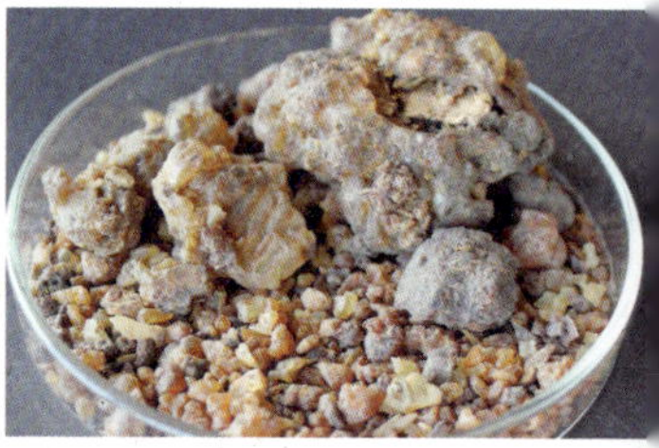

Auch beim Kauf von Gold (links), Weihrauch (Mitte) und Myrrhe (rechts) ist auf eine gute Qualität und Sozialverträglichkeit zu achten. Diese Aspekte fließen qualitativ in das Heilmittel mit ein.

- Das Bienenwachs in den kleineren Topf geben und bei maximal 65 °C im Wasserbad verflüssigen.
- Den Weihrauch und die Myrrhe im Granitmörser fein pulverisieren. Anfänglich den Stößel mit einem Tuch abdecken, sodass die Schüssel vollständig abgedeckt ist, damit keine Harzbröckchen wegspritzen. Zunächst die Harze mit dem Stößel zerstoßen, dann mit etwas Druck reiben, bis alles fast mehlfein ist. Zwischendurch die Harze immer wieder vom Boden des Mörsers und vom Stößel abschaben. Das Blattgold zugeben und noch einmal gut durchmörsern, bis ein feines Pulver entstanden ist.
- Sobald das Bienenwachs flüssig ist, die Herdplatte ausschalten, die Gold-Weihrauch-Myrrhe-Mischung zugeben und mindestens 10 Minuten rühren. Hierbei ist darauf zu achten, dass das Wachs während der gesamten Zeit flüssig bleibt; außerdem setzen sich die Harze und das Gold leicht immer wieder ab. Beim Rühren sollte also immer wieder der Bodensatz aufgewirbelt werden.
- Nach 10 Minuten nicht mehr rühren und etwa eine Minute warten, sodass sich das Sediment zum Teil absetzt.
- Die Tücher ein- bis zweimal eintauchen, abtropfen und erkalten lassen.

Tipp: *Das restliche Wachs in ein Glas abfüllen; es kann in der Zukunft wieder verwendet werden, indem man es erneut verflüssigt. So ist es vor der Wachsmotte geschützt und kann jahrelang aufbewahrt werden.*

Anwendung: Die Auflage zwischen zwei Lagen Küchenpapier legen und zwischen einer zusammengeklappten Wärmflasche wie auf Seite 101 beschrieben vorsichtig erwärmen. Wenn die Auflage gut weich ist, im Liegen direkt im Bereich des Brustbeins auflegen, mit einem kleinen Tuch abdecken. Eine Wärmflasche darüberlegen.

Anwendungsdauer: mindestens 10 Minuten. Bei schwerer innerer Unruhe kann die Auflage auch mehrmals täglich bzw. länger als 10 Minuten angewendet werden. Gold, Weihrauch und Myrrhe wirken zusammen mit dem erwärmten Bienenwachs seelisch beruhigend. Sie können die Akzeptanz einer schwierigen Situation, in der sich der Mensch befindet, unterstützen.

Vom Baumaterial zum Werkstoff in der Kunsttherapie

Wie bereits erwähnt, wird Bienenwachs zwischen 25 und 40 °C weich. Dieser Temperaturbereich entspricht den Wärmeverhältnissen im Bienenstock; so können die Bienen das Wachs leicht zu Waben formen. Zum anderen zeigt sich hier eine Parallele zur menschlichen Körpertemperatur. Knetet man Bienenwachs in der Hand, wird es nach und nach weich. Seine hohe Wärmespeicherkapazität macht Bienenwachs auch für die Kunsttherapie interessant. Wachs kann gut zum heilenden Plastizieren verwendet werden.

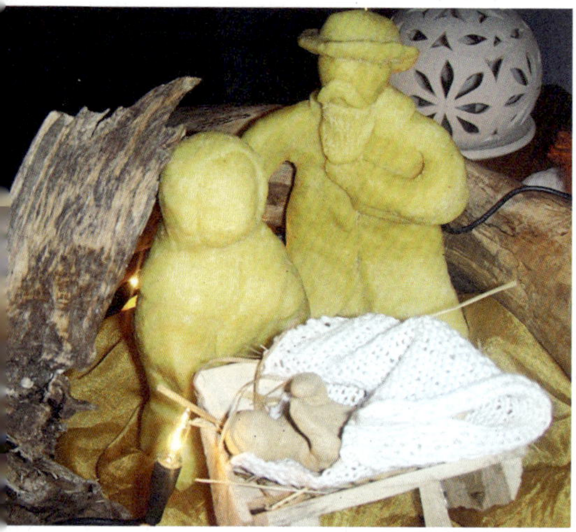

Knetbienenwachs kann zum Plastizieren (z. B. von Krippenfiguren) verwendet werden.

Bei rheumatischen Entzündungen im Bereich der Fingergelenke liegen Ablagerungen von Stoffwechselprodukten vor. Die Durchwärmung ist hier sehr wichtig, um die Stoffwechselprozesse anzuregen. Bienenwachs ist hier im Vergleich zu Ton besser geeignet, weil es beim Plastizieren das Gewebe durchwärmt, den Stoffwechsel anregt und insofern entzündungslindernd wirken kann.

Für den Bienenwachsanteil der Mischung kann auch Bienenwachs verwendet werden, mit welchem zuvor ein stufenweiser Verdünnungsprozess durchgeführt wurde, so wie es auf Seite 100 für die Gelenkauflage beschrieben wurde. Bei Fingergelenksarthrose bietet sich z. B. indischer Weihrauch *(Boswellia serrata)* an oder die ostafrikanische Weihrauchsorte *Boswellia papyrifera*. In den letzten Jahrzehnten wurden verschiedene botanische Weihrauchsorten pharmakologisch untersucht. Die beiden genannten Sorten wirken wesentlich stärker entzündungshemmend als beispielsweise die in katholischen Kirchen für den Gottesdienst bevorzugt verwendete Sorte *Boswellia sacra*. Man kann die Harzkörnchen im Granitmörser fein pulverisieren und damit so wie auf Seite 101 beschrieben verfahren.

Dieses Wachs kann dann – wie auf Seite 105 beschrieben – mit Lanolin gemischt werden, um daraus Plastizierwachs herzustellen.

KNETBIENENWACHS ZUM PLASTIZIEREN

188 g Bienenwachs.
12 g Lanolin (Wollfett, Apotheke oder Naturwarenhandel)

Taschen- oder Küchenwaage
2 Töpfe, die ineinander passen (für das Wasserbad)
Schneebesen
Kochplatte
Teller oder Backblech

- Bienenwachs mit dem Lanolin in den kleineren Topf geben. In den größeren Topf Wasser für ein Wasserbad geben. Den kleineren Topf hineinstellen, Wachs bei maximal 65 °C im Wasserbad verflüssigen.
- Den Topf mit dem flüssigen Wachs-Lanolin-Gemisch aus dem Wasserbad nehmen. Mit einem Schneebesen so lange rühren, bis die Masse sämig dickflüssig wird.
- Mit einem Esslöffel kleine Portionen des Knetwachses auf einen Teller oder ein Backblech geben und erkalten lassen.

Anwendung:

- Zum Plastizieren von Figuren (nach Belieben) die kleinen Wachsklöße bedarfsweise erwärmen, beispielsweise auf einem Teller auf den Heizkörper stellen oder in einem Tuch auf eine Wärmflasche legen. So kann man leichter damit modellieren.
- Eine maximal esslöffelgroße Wachsmenge in die Hand nehmen, da das Kneten dann für die Fingermuskulatur nicht zu anstrengend ist.

Anwendungsdauer: Täglich einige Minuten kneten und plastizieren, um durch den Synergieeffekt aus Wärme und den schmerzlindernden Inhaltsstoffen, vor allem Propolis, (bei Fingergelenksarthritis) einen allgemein lindernden Effekt zu erzielen.

Salben mit Bienenwachs herstellen

Wohltuende Inhaltsstoffe, die emulgierende Eigenschaft sowie die Wärmespeicherkapazität machen Bienenwachs insbesondere für die Salbenherstellung interessant. Hierbei wird das Bienenwachs verwendet, um lädierte, entzündete und trockene Haut zu schützen und abzudichten.

BIENENWACHSBALSAM (20 %)

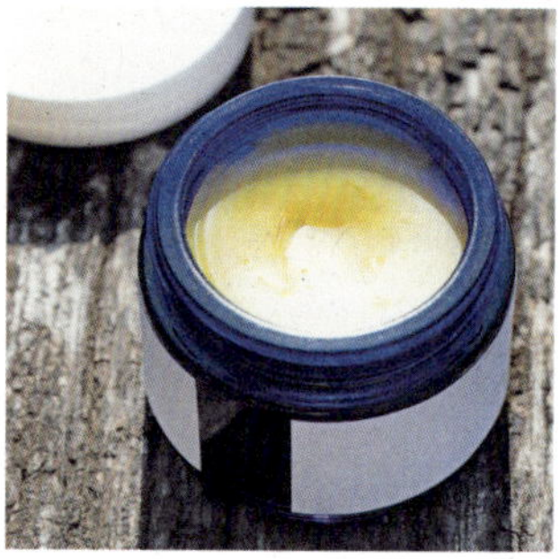

20 g Bienenwachs
80 g (= 89 ml) Pflanzenöl aus biologischem Anbau, z. B. Olivenöl

Taschenwaage
20-ml-Spritze
2 Töpfe, die ineinander passen (für das Wasserbad)
Schneebesen
Kochplatte
Salbentiegel (z. B. viermal 30 ml)

- Das Bienenwachs in den kleineren Topf geben. In den größeren Topf Wasser für ein Wasserbad geben. Den kleineren Topf hineinstellen und das Wachs vorsichtig bei maximal 65 °C im Wasserbad verflüssigen.
- Sobald das Wachs zu schmelzen beginnt, die Kochplatte ausschalten und das Öl unter stetigem Rühren mit einem Schneebesen zugeben.
- Durch den Temperaturunterschied verfestigt sich das Wachs kurzzeitig wieder. Unter ständigem Rühren weiter im warmen Wasserbad belassen, damit das Wachs wieder flüssig wird und eine homogene flüssige Masse entsteht.
- Die noch flüssige Öl-Wachs-Mischung direkt in kleine Salbentiegel füllen. Erst nach dem Erkalten mit dem Deckel verschließen.

Anwendungsmöglichkeiten:

- Wind-und-Wetter-Balsam gegen trockene Hände im Winter
- zur Lippen- und Nasenpflege

Tipp: *Der Balsam ist meist über Jahre haltbar. Das Mindesthaltbarkeitsdatum des Öls stellt eine Orientierung dar. Nach Ablauf dessen kann der Balsam noch zur Möbelpflege verwendet werden. Man reibt das Wachs mit einem Tuch dünn in eine Naturholzoberfläche ein und poliert die Holzoberfläche nach einigen Stunden noch einmal nach.*

Zur Herstellung von Salben kann auch – wie auf Seite 97 beschrieben – vorher ein Pflanzenauszug in Bienenwachs gemacht werden oder man verwendet ein Öl, mit welchem zuvor ein öliger Auszug durchgeführt wurde.

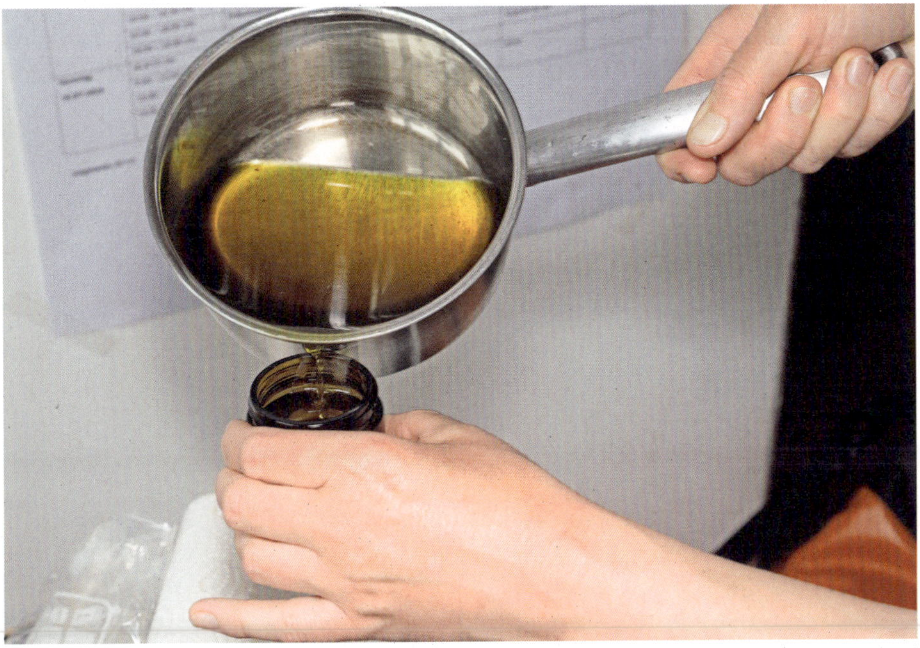

Die noch flüssige Mischung aus Bienenwachs und Pflanzenöl wird nach dem Abfüllen im Salbentiegel fest.

BIENENWACHSBALSAM MIT CALENDULA

Für das Calendulaöl:
6 – 8 Blütenköpfe der Ringelblume
100 ml Olivenöl aus biologischem Anbau
1 Glas mit Schraubverschluss (Volumen etwa 250 ml)

Für den Bienenwachsbalsam:
20 g Bienenwachs
80 g (= 89 ml) Calendulaöl (Ringelblumenöl)

Taschenwaage
Messbecher oder 20-ml-Spritze
2 Töpfe, die ineinander passen (für das Wasserbad)
Schneebesen
Kochplatte
Salbentiegel (z. B. viermal 30 ml)

- Für das **Calendulaöl** am Vormittag die Blütenköpfe der Ringelblume ernten, in ein Glas legen und mit Olivenöl übergießen. Hierbei darauf achten, dass alle Pflanzenteile mit Öl bedeckt sind, da es sonst zur Schimmelbildung kommen kann.
- Das Glas mit dem Deckel verschließen und für sieben Wochen ans Fenster stellen und täglich schütteln, damit immer alle Blüten mit Öl benetzt werden und sich kein Schimmel bildet.
- Dann die Blüten herausnehmen und das Öl weiterverwenden. Dazu das Calendulaöl abwiegen oder mit einem geeigneten Messbecher oder der Spritze abmessen.
- Für den **Bienenwachsbalsam** wie auf Seite 106 beschrieben das Bienenwachs vorsichtig im Wasserbad schmelzen und das Calendulaöl unter stetigem Rühren mit einem Schneebesen zugeben.
- Unter ständigem Rühren zu einer homogenen Masse verrühren.
- Balsam direkt in kleine Salbentiegel füllen. Erst nach dem Erkalten mit dem Deckel verschließen.

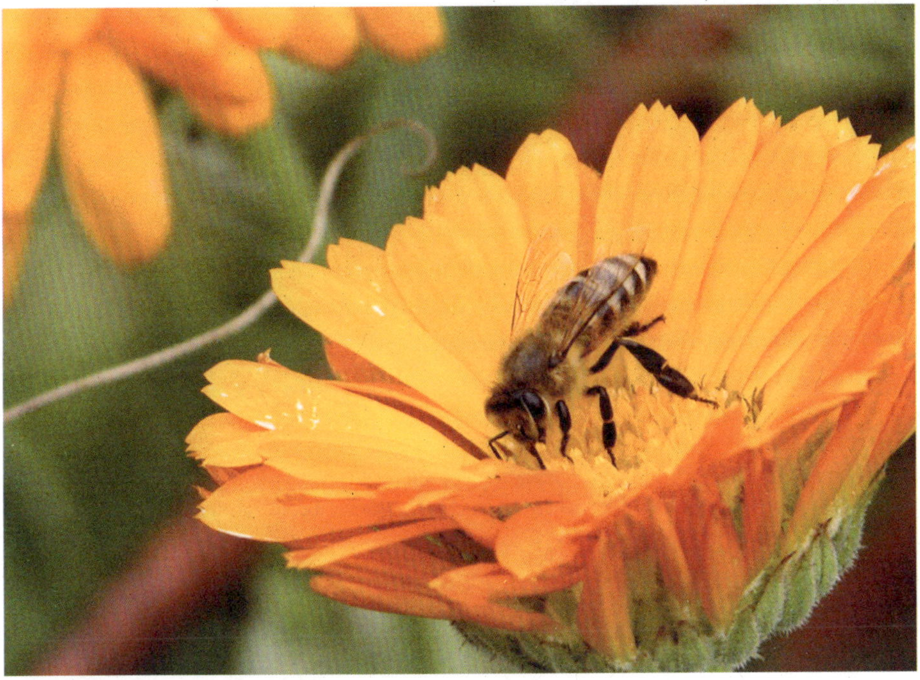

Anwendungsmöglichkeiten:
Narbengewebe bzw. allgemein zur Hautpflege

Tipp: *Die Ringelblume (Calendula officinalis) hat stark hautpflegende Eigenschaften. Aus ihren Samen wird auch ein Hautpflegeöl gewonnen.*

BIENENWACHS-ASCHE-SALBE (1 %)

20 g Bienenwachs
80 g (= 89 ml) Mandelöl
1 g Holzasche

2 Töpfe, die ineinander passen (für das Wasserbad)
Schneebesen
Kochplatte
Taschenwaage
Messbecher oder 20-ml-Spritze
Salbentiegel (z. B. viermal 30 ml)

- Das Bienenwachs in den kleineren Topf geben und vorsichtig bei maximal 65 °C im Wasserbad verflüssigen.
- Das Mandelöl abwiegen oder mit einem geeigneten Messbecher oder der Spritze abmessen. Sobald das Wachs zu schmelzen beginnt, das Mandelöl unter stetigem Rühren mit einem Schneebesen zugeben, bis eine homogene Masse entsteht; es dürfen keine Klümpchen mehr zu sehen sein.
- Die Herdplatte ausschalten, die Asche zugeben und so lange rühren, bis die Masse homogen ist. Die Asche sollte sich vollständig verteilen.
- In kleine Salbentiegel füllen und nach dem vollständigen Erkalten mit dem Deckel verschließen.

Durch den hohen pH-Wert (Asche ist stark alkalisch) ist diese Salbe über Jahre haltbar. Wem dies zu ungewiss ist, der nehme das Mindesthaltbarkeitsdatum des Öls als grobe Orientierung.

Anwendung: auf die betroffenen Hautstellen zur Nacht dünn auftragen.

Anwendungsmöglichkeiten:
- Neurodermitis
- Ekzeme
- Schuppenflechte

Herstellung der Holzasche

Die Asche sollte möglichst nur von einem Abbrand verwendet werden, für welchen weder Papier noch Kaminanzünder verwendet wurden. D. h., das Feuer sollte über dünne trockene Zweige oder mithilfe einer kleinen Bienenwachskerze entzündet werden. Nachdem der Ofen erkaltet ist, kann man die Asche herausnehmen.

Zu beachten ist, dass die Asche immer auch noch einen kleinen Kohleanteil enthält. Lediglich unter Laborbedingungen kann man reine Asche herstellen, indem der Verbrennungsprozess unter 100 Prozent Sauerstoff durchgeführt wird. Man sollte deshalb darauf achten, dass die Luftzufuhr während des Abbrands optimal ist (die Ofenklappe also voll geöffnet ist). Die Aschen verschiedener Holzarten haben ihre jeweils eigene Farbgebung; wählt man Buchenholz, welches zu einer hellgrauen Asche verbrennt, so kann man optisch die Asche gut von der Kohle unterscheiden und mit einem Löffel vorsichtig die oberen Ascheschichten entnehmen.

Diese Asche wird gut durchgesiebt und ausgewogen.

Als mein erstes Bienenvolk (Almut Tobis) den Winter nicht überlebt hatte, habe ich die toten Bienen und einen Teil der älteren, dunklen Waben, welche zur Wachsgewinnung unbrauchbar waren, verbrannt und die Asche aufbewahrt. Die zuvor beschriebene Bienenwachs-Asche-Salbe habe ich anstelle der Holzasche mit Bienenasche (bzw. Wabenasche) hergestellt und bei Patienten mit schweren Hautekzemen mit gutem Erfolg angewendet (Rezept Seite 113).

Im Hintergrund stand die Idee, dass man – verkürzt dargestellt – die Asche eines Naturstoffs gewissermaßen als tragende Substanz dessen betrachten kann und in manchen Fällen eine stärkere Wirkung erzielt werden kann. Hinzu treten dann die Eigenschaften der Asche wie z. B. ihr stark basischer pH-Wert, die ebenfalls lindernd wirken.

Apis mellifica bzw. das Bienengift an sich sind wirksam gegen stark entzündliche Prozesse (vgl. Seite 78); so könnte man einen Hinweis finden, warum diese Bienenasche-Salbe im Vergleich zu jener Rezeptur mit Holzasche noch stärker entzündungshemmend wirkt.

Verbrennt man mit den toten Bienen auch das Wabenwerk, so muss man sehr vorsichtig sein, weil das Wachs gasförmig wird und sich leicht entzündet.

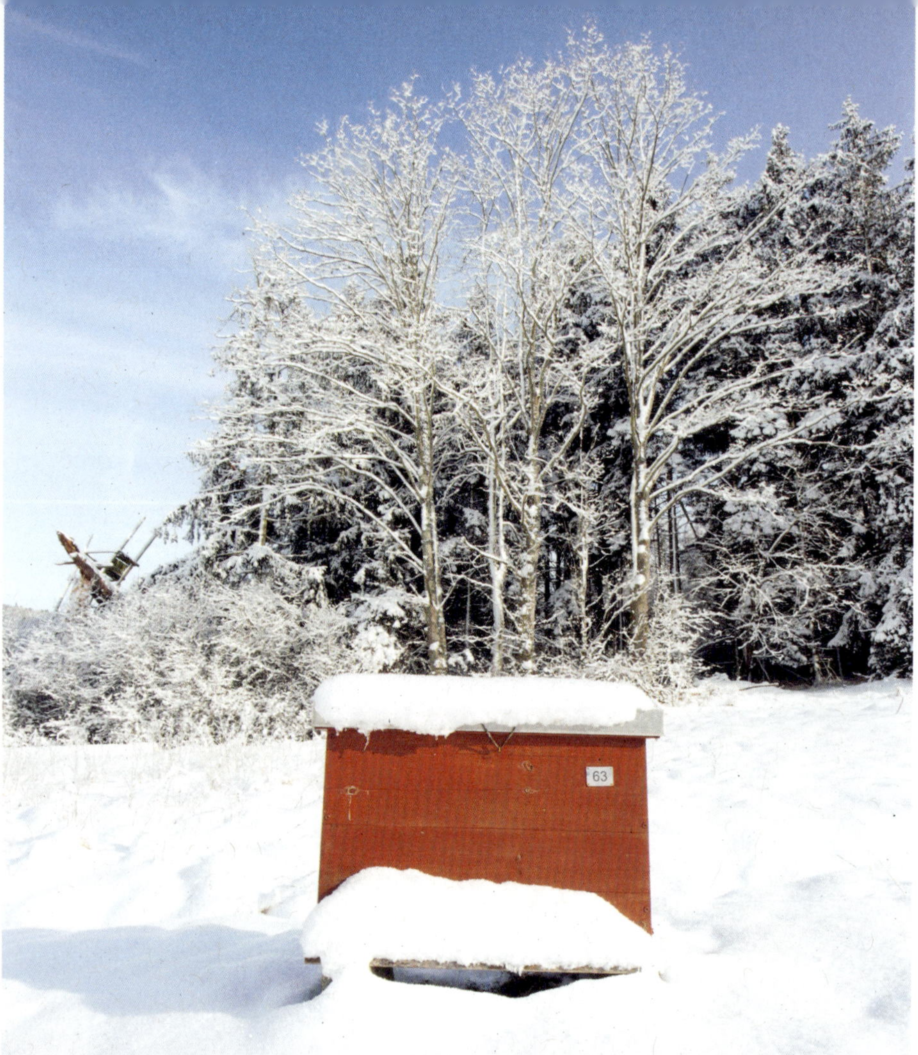

Bienen, die im Winter gestorben sind und von ihren Schwestern nicht aus dem Kasten getragen wurden, können zur Herstellung von Bienenasche verwendet werden.

Deshalb die Bienen mit den Wabenstücken in einen alten Topf oder eine größere Metalldose ohne Deckel geben und im Freien verbrennen, indem man die Dose ins Feuer stellt. Der Verbrennungsprozess ist erst dann abgeschlossen, wenn keine Bienen mehr erkennbar sind und lediglich eine graue Asche zurückbleibt.

Es versteht sich von selbst, dass man nur tote Bienen verbrennt, welche man entweder aus dem Boden der Beute herausfegt oder entnommen hat, wenn sie den Winter nicht überlebt haben.

BIENENASCHE-SALBE (1 %)

20 g Bienenwachs
80 g (= 89 ml) Mandelöl
1 g Bienenasche

2 Töpfe, die ineinander passen (für das Wasserbad)
Schneebesen
Kochplatte
Taschenwaage
Messbecher oder 20-ml-Spritze
Salbentiegel (z. B. viermal 30 ml)

- Das Bienenwachs in den kleineren Topf geben und wie auf Seite 106 beschrieben im Wasserbad verflüssigen.
- Sobald das Wachs zu schmelzen beginnt, das Mandelöl unter stetigem Rühren mit einem Schneebesen zugeben, bis sich beides zu einer homogenen Öl-Wachs-Mischung verbunden hat.
- Nun die gesiebte Bienenasche während des Abkühlens darunterrühren, bis sich die Asche gleichmäßig verteilt hat.
- In kleine Salbentiegel füllen und nach dem vollständigen Erkalten mit dem Deckel verschließen.

Anwendung: zur Nacht dünn auf die entsprechenden Hautstellen auftragen.

Anwendungsmöglichkeiten:
- schwere Ekzeme
- nässende Neurodermitis
- Schuppenflechte

Die Bienenasche-Salbe ist der auf Seite 110 beschriebenen Salbe mit 1 % Holzasche vorzuziehen, wenn die Entzündung (auch der umgebenden Haut) und die Nässebildung der Hautläsionen stark im Vordergrund stehen.

Propolis – vom Knospenharz zum »Holobiontikum«

Das Antibiotikum der Bienen

Wenn wir unseren Blick im Spätherbst über einen Hügel streifen lassen, welcher mit kahlen Laubbäumen – z. B. Buchen – bewaldet ist, dann können wir, wenn es auf Weihnachten zugeht, aus der Ferne eine leichte Verfärbung der Bäume beobachten. Bei Buchen wirken die Baumkronen dann leicht rötlich. Mit dem Aufsteigen der Säfte in die Bäume treiben die Buchen ihre Knospen für das kommende Frühjahr aus. Um diese vor mikrobieller Zersetzung zu schützen, sei es durch Bakterien oder Pilze, überzieht der Baum seine Knospen mit einer sehr feinen Harzschicht, welche den unbelaubten Buchenwald rötlich erscheinen lässt.

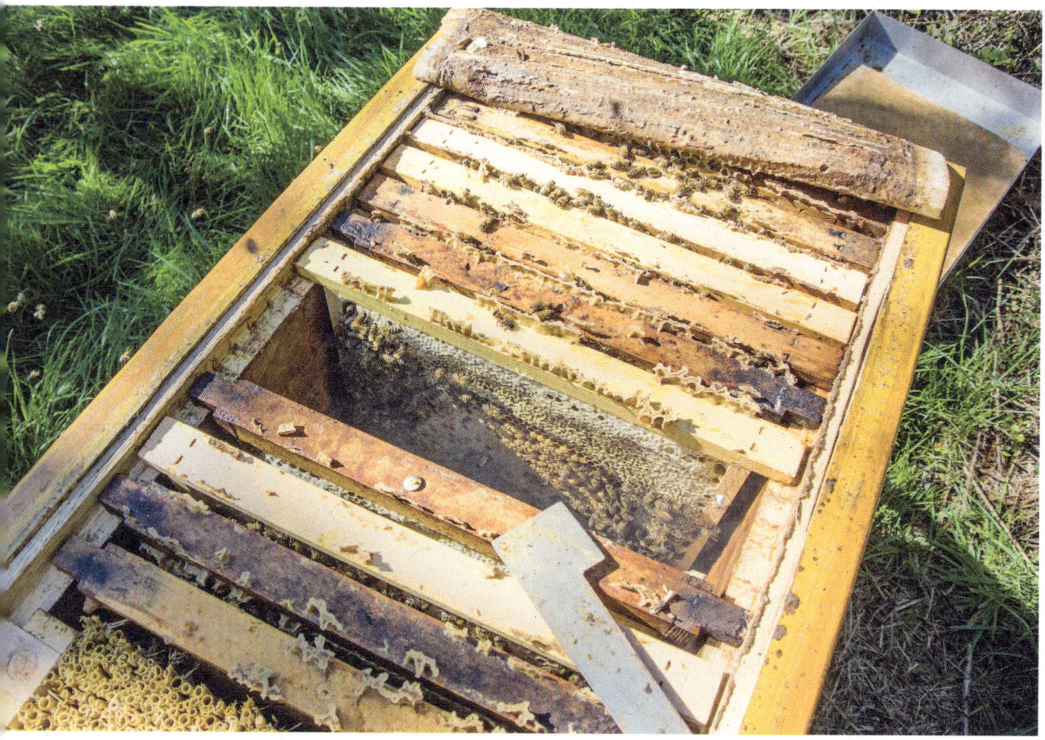

Rähmchen und alle Flächen, die von den Bienen belaufen werden, sind von einer dünnen Propolisschicht überzogen.

Der Baum nutzt das Harz, um Krankheiten von den Knospen fernzuhalten. Schließlich verbirgt sich in den Blüten- und Blattknospen die Zukunft des Baumes. Ohne Blätter und Blüten, die vielleicht durch eine starke Pilzerkrankung geschädigt werden, könnte er auf Dauer nicht überleben.

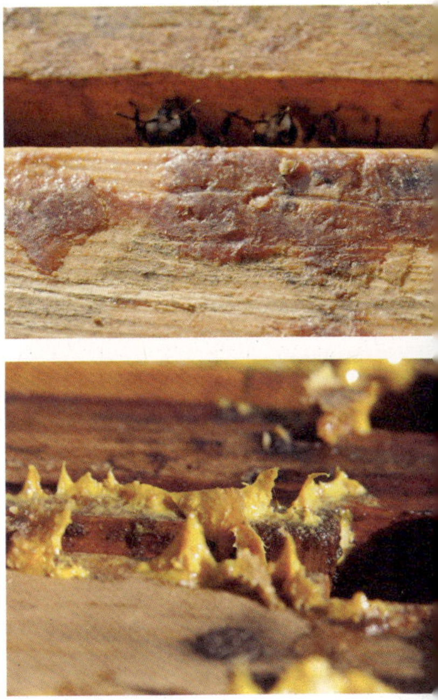

Baustoff Propolis

Die genannten antibiotischen Substanzen zum Schutz der Knospen machen sich die Bienen zur Bereitung von Propolis zunutze. Sie sammeln das Knospenharz aber nicht im Winter, sondern insbesondere nach der Sommersonnenwende, um sich auf den Winter vorzubereiten. Das Knospenharz ist auch nach der Blattentfaltung noch zu finden und kann von den Bienen gesammelt werden.

Spezialisierte Bienen, sogenannte Kittharzsammlerinnen, nagen in den Nachmittagsstunden bevorzugt das Harz von den Baumknospen (neben denen von Blättern, Zweigen und der Baumrinde) mit ihren Kauwerkzeugen ab. Am Nachmittag ist dieser feine Harzüberzug meist durch die warme Sonneneinstrahlung etwas weicher und leichter abzunagen.

Propolis wird von den Bienen speziell für die Gesundheit des ganzen Bienenvolkes eingesetzt, indem das Wabenwerk und auch alle anderen Oberflächen des Bienenstockes mit einer ganz feinen Propolisschicht überzogen werden. Mit einer Lupe lässt sich die Propolis auf Holzteilen wie den Wänden oder Rähmchen gut erkennen. Propolis wird auch das Antibiotikum der Bienen genannt. Es wirkt gegen Viren, Bakterien und Pilze.

Für die Bienen entscheidend ist die Wirksamkeit gegen Infektionskrankheiten, die sich im Bienenvolk ausbreiten könnten. Im Sommer können sich in einem Bienenstock 40 000 bis 50 000 Bienen dicht drängen. Da wäre die ungehinderte Ausbreitung einer Krankheit eine Katastrophe, die das ganze Volk gefährdet. Mit der Propolis schützen sie sich davor.

In Propolis sind bisher über 200 unterschiedliche Inhaltsstoffe identifiziert worden. Es handelt sich also um einen ganzen Wirkstoffkomplex, der Bäume und Bienen schützt.

Die Bienen nutzen Propolis auch als Baustoff zum Verkleinern von Beutenöffnungen sowie zum Abdichten von Ritzen. Das Flugloch des Bienenstocks wird mit Propolis überzogen; es dient gewissermaßen als antibiotische Barriere, sodass Bakterien, Viren und Pilze nicht ungehindert in den Stock eindringen können. Das Wort »Propolis« stammt aus dem Griechischen und ist mit »Vorstadt« oder »vor der Stadt« zu übersetzen (*pró* = vor und *pólis* = Stadt). Weiter wird Propolis für besondere Hygienemaßnahmen im Stock eingesetzt, beispielsweise werden größere Eindringlinge wie Mäuse mittels Propolis mumifiziert. Die getöteten Tiere würden sonst verwesen und könnten das Bienenvolk mit Krankheitserregern infizieren.

Propolis hat auch eine Wirkung gegen Fäulnis. Die Auskleidung des Innenraums einer Beute mit dem balsamischen Harzgemisch wirkt der Schimmelbildung in der feuchten Wärme des Bienenstocks entgegen.

Auch zum Glätten von Unebenheiten wird Propolis eingesetzt. So haben natürliche Baumhöhlen, in denen Bienenvölker leben, besonders dicke Propolisschichten auf den rauen Holzwänden und der Umgebung des Flugloches, das vielleicht ein Specht in den Baum geschlagen hat.

Für Bienen ist das Sammeln des klebrigen Knospenharzes eine anstrengende Arbeit. Mithilfe ihrer Kauwerkzeuge, den Mandibeln, und des Mandibeldrüsensekrets lösen sie Harzkrümel von Knospen ab und transportieren diese mit Vorder- und Mittelbeinen in ihre Hinterbeinkörbchen. Wenn diese gefüllt sind, fliegen die Bienen damit zurück zum Bienenstock. Hier beteiligen sich dann Stockbienen an der Weiterverarbeitung, indem sie die Propolis entgegennehmen und auch Mandibeldrüsensekrete hineinarbeiten. So wird Knospenharz zu Propolis.

Zwischen den Bienenvölkern gibt es Unterschiede, was den Sammeleifer von Knospenharz betrifft. Sie sind vom Standort, aber auch von der Bienenrasse beeinflusst. Weil die meisten Imkereien Bienenvölker bevorzugen, die wenig dieser klebrigen Substanz eintragen, weil sie bei der Arbeit stört, wird darauf in der Bienenzucht ein Augenmerk gelegt. Zunehmend wird Propolis wegen seiner medizinischen Wirksamkeit aber auch von Imkereien geschätzt, geerntet und als sogenanntes Rohpropolis verkauft.

Ein Bienenvolk in Westeuropa sammelt durchschnittlich zwischen 50 und 150 Gramm Propolis pro Jahr. Bienenvölker der kaukasischen Biene können auch 250 bis 1000 Gramm Propolis pro Jahr sammeln.

Rohpropolis gewinnen

Imkereien haben für Propolis verschiedene Erntemethoden. Propolis befindet sich oft auf den Oberträgern der Holzrähmchen. Weil die über den Rähmchen liegende Folie oder das Bienenwachstuch nicht flächig aufliegen, die Bienen aber oben keine Luftzirkulation mögen, schließen sie die schmalen Öffnungen dort mit Propolis. Allerdings ist es so, dass nur in Öffnungen bis 3 mm der Knospenharzanteil verhältnismäßig hoch ist (über 60 Prozent). Sind die Öffnungen größer, wird mehr Bienenwachs zum Verschließen benutzt. Es ist für die Bienen eben wesentlich einfacher, Wachs zu bilden als Knospenharz zu beschaffen.

Sehr einfach kann die Propolis von diesen Oberträgern mit dem Stockmeißel abgekratzt werden.

Weiterhin kommen zur Propolisgewinnung sogenannte Propolisgitter zum Einsatz. Legt man diese zur Gewinnung ein, welche von den Bienen mit Propolis überzogen werden, sollten sie lebensmittelecht sein, damit keine Inhaltsstoffe der Gitter an die Propolis abgegeben werden.

Die Kunststoffgitter besitzen kleine Öffnungen bzw. Schlitze und werden unter das Wachstuch auf die Oberträger aufgelegt. Die Bienen stopfen dann ebenfalls in die Öffnungen Propolis hinein, um die Luftzirkulation zu vermeiden. Sind ausreichend Öffnungen gefüllt, wird das volle Gitter entnommen und tiefgefroren. Propolis wird bei kühlen Temperaturen spröde und so springen die Propolisstückchen einfach heraus, wenn das tiefgekühlte Kunststoffgitter hin und her gebogen wird.

Propolis wird als sogenanntes Rohpropolis abgekratzt oder aus den beschriebenen Gittern geerntet abgegeben.

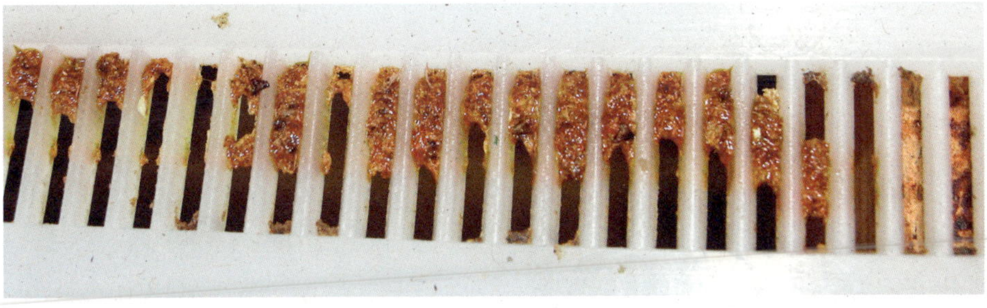

Die Öffnungen des Propolisgitters werden von den Bienen mit dem Knospenharz verschlossen.

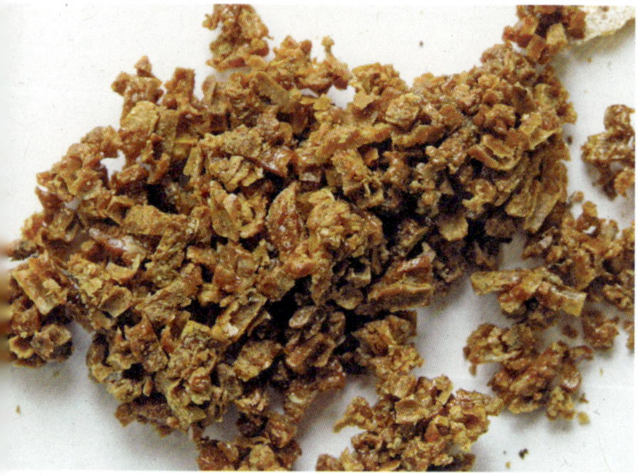

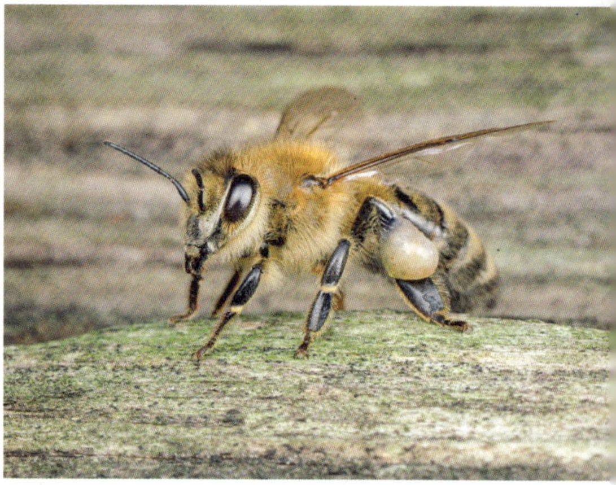

Knospenharz, das die Bienen sammeln und an ihren Hinterbeinkörbchen in den Bienenstock tragen (Foto rechts) wird in Propolis verwandelt. Als Rohpropoils (links) kann es geerntet werden.

Im Rohpropolis ist immer auch ein gewisser Anteil Bienenwachs enthalten. Anders ist dies bei Propolistinktur. Für den Eigenbedarf lässt sich die Propolis durch hochprozentigen Weingeist (70 Vol.-%) oder Trinkalkohol vom Wachs trennen (siehe dazu auch Seite 121). Denn Propolis wird durch Alkohol gelöst, Bienenwachs aber nicht. Durch eine Filterung (es genügt eine einfache Kaffeefiltertüte) wird anschließend das Wachs aus der Propolislösung entfernt.

Propolis als Rohpropolis oder Tinktur sollte in geschlossenen Glasbehältern trocken, kühl und lichtgeschützt gelagert werden.

In seltenen Fällen können Bienen auch andere Stoffe als Knospenharz eintragen. So wurde von Bienenvölkern beispielsweise grauer, gummiartiger Baukleber, der zwischen Betonteilen als Fugendichtung dient, eingetragen. Der Gesundheit des Bienenvolks schadet der eingetragene Baukleber, das Bienenvolk muss in diesem Fall komplett in einen neuen Kasten umlogiert werden.

Knospenharz als Breitbandantibiotikum?

Die antibiotischen Eigenschaften von Propolis stammen größtenteils aus den genannten Pflanzenharzen; hinzu kommt ergänzend die Enzymwirkung aus dem Bienenspeichel. Es wird zusammen mit Wachs und Pollen ein inhomogenes Gemisch gebildet, welches als Propolis bezeichnet wird. Propolis ist daher keine konstant zusammengesetzte Masse und sehr unterschiedlich hinsichtlich Farbe, Geruch, Konsistenz und insbesondere in seiner biochemischen Zusammensetzung. Es ist gewissermaßen ein Abbild der von den Bienen besuchten Vegetation in der Umgebung ihres Bienenstocks.

Neben Wachs und Knospenharz enthält Propolis etwa 10 Prozent ätherische Öle und 10 bis 20 Prozent Vitamine, Antibiotika, Enzyme, Spurenelemente und sekundäre Pflanzenstoffe, insbesondere Flavonoide mit ihren antioxidativen Eigenschaften. Über 200 Einzelsubstanzen sind in Propolis bislang chemisch nachgewiesen worden und noch sind viele enthaltene Stoffe chemisch bislang unerforscht. Daher ist Propolis weder nachsynthetisierbar noch sind ihre Inhaltsstoffe standardisierbar. Für eine Zulassung als Arzneimittel müsste jeder Inhaltsstoff einzeln registriert werden, was bei der stark unterschiedlichen Zusammensetzung nicht möglich ist. Produkte, welche Propolis enthalten, werden für den Handel entweder als Kosmetikum oder Nahrungsergänzungsmittel deklariert. Im Apothekenbereich werden Verarbeitungen von Propolis wie beispielsweise Tinkturen dem Bereich Naturheilkunde zugeordnet; es darf keine Angabe zum Indikationsgebiet gemacht werden. Imkereien dürfen Propolis gewinnen, aber nicht als Heilmittel, sondern nur als Rohpropolis verkaufen.

Propolis wirkt sowohl gegen Bakterien und Viren als auch gegen Pilze, ohne dass sich Resistenzen ausbilden, was auf die Heterogenität ihrer Zusammensetzung zurückzuführen ist, da viele verschiedene antibiotisch wirksame Substanzen gemeinsam agieren. Hinzu kommt die Tatsache, dass sich das Knospenharz im Naturzusammenhang in einem ständigen Selektionsprozess anpassen und als wirksam erweisen muss.

Die Möglichkeiten der medizinischen Anwendung für den Eigengebrauch sind vielfältig. Neben den genannten antibiotisch wirksamen sekundären

Allergien ausschließen

Ein Problem in der medizinischen Anwendung ist die Tatsache, dass nicht selten Allergien gegen Propolis bestehen. Vorsicht ist vor allem bei Pollenallergien geboten. Aufgrund der großen Breite an Inhaltsstoffen und der starken Heterogenität in der Zusammensetzung sind allergische Reaktionen schwer vorhersehbar. Menschen mit zahlreichen Allergien und Unverträglichkeiten sollten zumindest eine Testung in einer Arztpraxis vornehmen lassen.

Pflanzenstoffen stellen Gerbsäuren und Salicylsäureabkömmlinge weitere wichtige Inhaltsstoffe dar. Sie sind wundheilungsfördernd, binden freie Radikale und wirken schmerzlindernd. Salicylsäure wurde zu Beginn des 20. Jahrhunderts aus der Weidenrinde gewonnen, zu Acetylsalicylsäure synthetisch umgebaut und wird auch heute noch als Schmerzmittel verwendet. Propolis enthält mit der Salicylsäure chemisch eng verwandte Stoffe, welche sich im Kontakt mit entzündeter Haut und Schleimhäuten als entzündungshemmend und schmerzlindernd erweisen. Als Beispiele sind das Gurgeln mit verdünnter Propolistinktur oder -pulver bei Halsentzündungen zu nennen, weiterhin die schmerzlindernde, wundheilungsfördernde und der Narbenbildung vorbeugende Anwendung in Form einer Salbe oder Wundpflaster. Die schmerzstillende Wirkung kann man konkret erleben, wenn man ein Klümpchen Propolis kaut. Die Zunge fühlt sich dann nach einer kurzen Zeit an einer Stelle leicht taub an, was auf die Wirkung der Salicylsäure zurückzuführen ist.

Im Folgenden werden Verarbeitungsmöglichkeiten von Propolis zu Haus- und Heilmitteln vorgestellt. Bevorzugt wird dabei Rohpropolis verwendet, welches bei Reinigungsarbeiten der Bienenbeute anfällt, z. B. beim Abschaben der Rähmchen. Die Bienen benötigen für Propolis, die durch eingelegte Gitter (siehe Seite 117) gewonnen wird, zusätzliche Energie und dies kann ein Volk bei der fast überall bestehenden Nahrungsknappheit sehr belasten. Deshalb kann bevorzugt auf kleinere Mengen Rohpropolis zurückgegriffen werden, welches durch Abschaben des Beuteinnenraums im Rahmen von Reinigungsarbeiten ohnehin anfällt.

In vielen Imkereien werden Propolisgitter eingefroren, da Propolis hierdurch spröder wird und sich leichter abklopfen lässt. Auch wird zuweilen gewonnene Propolis in der Gefriertruhe aufbewahrt, um es vor Wachsmottenbefall zu schützen. Vergegenwärtigen wir uns den Bienenorganismus, der völlig dem Sonnenlicht und der Wärme hingegeben lebt: In seiner Behausung erhält er fast konstant eine Temperatur aufrecht, welche der Körpertemperatur eines Säugetieres nahekommt. Dieser Gedanke ist nicht dogmatisch gemeint, sondern sollte vielmehr als eine Anregung aufgefasst werden, Propolis nach Möglichkeit direkt zu verarbeiten und nur wenn dies nicht möglich ist, einzufrieren.

Propolisprodukte zur innerlichen Anwendung

ALKOHOLISCHE PROPOLISTINKTUR

50 g Rohpropolis
450 ml Alkohol (70 Vol.-%)

1 dunkles Glas (Volumen mindestens 500 ml) mit Schraubverschluss oder Bügelverschluss
Sieb oder Kaffeefilterpapier
kleine Tropfflaschen aus dunklem Glas

- Propolis verlesen und Verunreinigungen wie Holzsplitter entfernen.
- Die Rohpropolis in das Glas geben und den Alkohol darüber gießen.
- Das Glas mit dem Deckel verschließen und die Propolis mit dem Alkohol gut durchschütteln.
- Das Glas mindestens vier Wochen an einen kühlen Ort (z. B. in einen Schrank) stellen und einmal täglich aufschütteln. Wird ein transparentes Glas verwendet, muss es während der gesamten Zeit an einem dunklen Ort stehen, da viele Propolisbestandteile lichtempfindlich sind.
- Danach die fertige Propolistinktur durch ein Sieb oder ein Kaffeefilterpapier geben und in kleine Tropfflaschen abfüllen.

Anwendungsmöglichkeiten:
- Infekte der oberen und unteren Atemwege (unabhängig vom auslösenden Erreger)
- Störungen der Darmflora
- Immunschwäche
- Zahnwurzelentzündungen
- Parodontitis und Entzündungen der Mundschleimhaut
- Unterstützung der Grenzfunktionen gesunder Zellen (insbesondere der Schleimhäute, z. B. bei Strahlen- und Chemotherapie)

Anwendung und Dosierung: zur Prophylaxe zweimal täglich 5 bis 10 Tropfen; im Akutfall stündlich bis zu 10 Tropfen.

Tipp: *Hat der verwendete Alkohol mehr als 70 Vol.-%, so muss man davon ausgehen, dass im Propolis enthaltene Enzyme, welche ja Eiweiße sind, in ihrer Molekülstruktur geschädigt und unwirksam gemacht werden. Verwendet man einen niedrigprozentigen Alkohol (z. B. 40 Vol.-%), so werden zahlreiche wasserunlösliche Inhaltsstoffe der Propolis hingegen nicht extrahiert.*

Bislang sind noch nicht alle Inhaltsstoffe von Propolis erforscht worden. Es ist folglich nicht auszuschließen, dass im Trester, den wir nach vier Wochen abseihen, noch Stoffe enthalten sind, die ebenfalls noch wertvoll sein könnten. Wir haben bei einem Extraktionsverfahren immer den Aspekt, dass ein gewisser Anteil an Inhaltsstoffen mit dem Trester verworfen wird.

Der in der Propolistinktur enthaltene Alkohol ist für manche Menschen, insbesondere für Kinder, nicht geeignet. Daher ist es naheliegend, nach nichtalkoholischen Zubereitungsformen zu suchen. Manche Imkerinnen und Imker kauen einfach Propolisklümpchen, wie sie bei der Pflege der Beute abgeschabt werden. Sehr gute Erfahrungen gibt es mit einer 10-prozentigen Propolis-Verreibung in Rohrohr-Puderzucker. Der fertige »Propoliszucker« kann hinsichtlich der Anwendungsmöglichkeiten als gleichwertige Alternative zur Tinktur innerlich angewendet werden. Er schmeckt gerade Kindern sogar meistens ausgesprochen gut. Das Problem des Extraktionsverfahrens, bei welchem immer ein gewisser Anteil an Inhaltsstoffen zurückbleibt, stellt sich hier nicht: Die Ausgangssubstanz geht vollständig in das Produkt über.

Dieser Herstellungsprozess kann – wie eingangs auf Seite 34 beschrieben – als Wahrnehmungsübung gestaltet werden.

PROPOLISZUCKER (10 %)

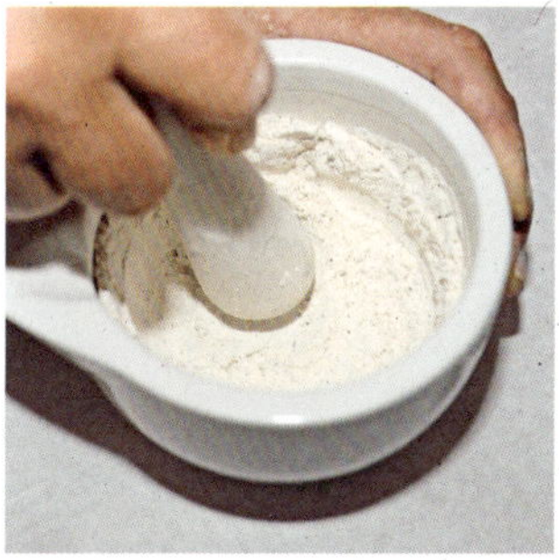

2 – 3 g Rohpropolis
17 – 18 g Rohrohr-Puderzucker

Taschenwaage
Mörser
Holz- oder Hornlöffel
1 kleines dunkles Glas mit Schraubverschluss oder Bügelverschluss

- Die Propolis verlesen und eventuell darin befindliche Verunreinigungen wie Holzsplitter entfernen.
- Propolis und Rohrohr-Puderzucker in einen Mörser (bevorzugt Granitmörser) geben und mit etwas Kraft, möglichst auch Ausdauer und Freude am warmen, süßen Duft der Propolis, so lange mörsern, bis ein homogenes Pulver ohne Klümpchen entstanden ist.
- Zwischendurch mit einem Löffel aus Holz oder Horn die Propolis vom Boden des Mörsers und Stößel abschaben und weitermörsern.
- Den fertigen Propoliszucker in einem dunklen Glas aufbewahren.

Die Haltbarkeit des Propoliszuckers nach eigener Sinnesprüfung beurteilen. Gegebenenfalls kann das Mindesthaltbarkeitsdatum des Rohrohr-Puderzuckers zur Orientierung auf dem Etikett notiert werden.

Anwendung und Dosierung:

- Bei Erkältungen stündlich ein bis zwei Messerspitzen des Propoliszuckers im Mund zergehen lassen.
- Bei Halsschmerzen zwei Messerspitzen des Propoliszuckers in eine halbe Tasse lauwarmen Tee (z. B. Salbeitee) rühren und damit mehrmals täglich gurgeln.

Die weiteren **Anwendungsmöglichkeiten** entsprechen jenen der alkoholischen Propolistinktur (siehe Seite 121). 5 Tropfen Tinktur entsprechen einer Messerspitze des Propoliszuckers.

PROPOLISSALZ (4 %)

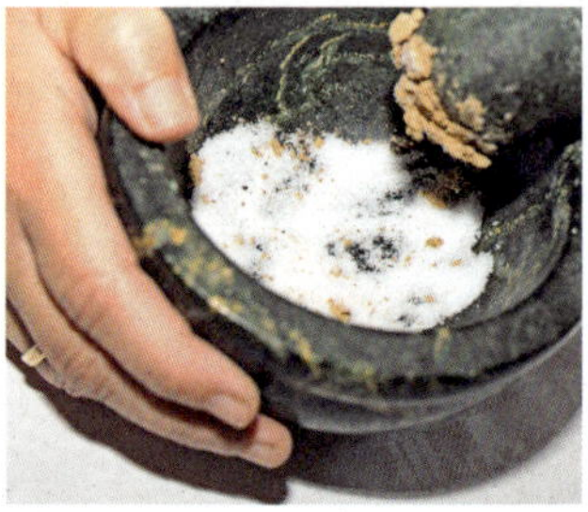

2 g Rohpropolis
48 g fein gemahlenes Salz
(nicht jodiert; Meersalz, Steinsalz oder Siedesalz)

Taschenwaage
Mörser
1 dunkles Glas mit Schraubverschluss oder Bügelverschluss

- Die Propolis verlesen und eventuell darin befindliche Verunreinigungen wie Holzsplitter entfernen.
- Für **Stufe 1** das Rohpropolis und 8 g Salz in einen Granitmörser geben und mörsern, bis ein homogenes Salz von gelblicher Farbe entstanden ist und keine Klümpchen mehr enthalten sind. Dauer: etwa 10 Minuten. (Wir haben es hier mit einer sehr konzentrierten Verreibung zu tun, welche mit einem 20-prozentigen Gehalt an Propolis sehr intensiv ist.)
- Für das fertige Propolissalz **(Stufe 2)** zur Gesamtmenge von Stufe 1 (insgesamt 10 g) 40 g Salz hinzugeben und so lange mörsern, bis wieder ein feinpulvriges Salz von hellerem Gelb als bei Stufe 1 entsteht.
- Das fertige Propolissalz in einem dunklen Glas aufbewahren.

Tipp: *Möchte man von Stufe 1 etwas aufbewahren, so kann man alternativ 20 % Salz von Stufe 1 verwenden, gibt 80 % Salz hinzu und verfährt wie oben. Das wären beispielsweise 5 g von Stufe 1 und dann gibt man 20 g Salz hinzu.*

Anwendungsmöglichkeiten: vergleichbar mit jenen der auf den Seiten 121 und 123 beschriebenen Rezepturen. Ergänzend bei Infekten der oberen und unteren Atemwege, Störungen der Darmflora, Immunschwäche, ergänzend bei Zahnwurzelentzündungen und Parodontitis.

Anwendung: Beide Herstellungsstufen (1 und 2) können innerlich eingenommen werden, stündlich eine kleinste Menge von der Größe eines Stecknadelkopfes auf der Zunge zergehen lassen. (Man kann auch einen Zahnstocher ablecken, in das Salz eintauchen und wieder ablecken.)

Tipp: *Das fertige Propolissalz (Stufe 2) kann auch gut als Würzsalz in der Küche verwendet werden, z. B. für ein Honig-Senf-Dressing an einem Wintersalat, der reich an Bitterstoffen ist. Hier passt Hippokrates Aussage (siehe Seite 17) besonders gut. Für warme Gerichte ist dieses Propolissalz zu schade, da durch das Erhitzen die wertvollen antibiotischen Inhaltsstoffe zerstört werden. Das Propolisssalz kann man während der kalten Jahreszeit vorbeugend gegen Erkältungskrankheiten täglich in kleinsten Mengen an das Essen geben.*

Propolisprodukte zur äußeren Anwendung

Im Folgenden soll die Rezeptur für eine ölige Propolislotion vorgestellt werden, bei welcher die Bienenprodukte Propolis und Verdeckelungswachs (siehe dazu auch Seite 90) ohne Erhitzen verarbeitet werden. In zahlreichen Freizeitimkereien fällt das Verdeckelungswachs eher als Abfallprodukt an und wird häufig nicht weiterverarbeitet. Jene dünne Wachsschicht, mit welcher die Bienen die mit Honig gefüllten Waben verdeckeln, wird vor dem Schleudern des Honigs mit einer Gabel abgeschabt. Es handelt sich deshalb um eine Mischung aus Honig und Bienenwachs.

Alle Zutaten werden für die Lotion von Hand ausschließlich mechanisch im Mörser miteinander verbunden, ohne Erhitzen und ohne Zusatz von Alkohol oder anderen Emulgatoren. Es entsteht ausschließlich durch die emulgierenden Eigenschaften des Bienenwachses und durch das Mörsern eine Lotion.

Der Vorteil des Verdeckelungswachses ist, dass es durch den noch enthaltenen Honiganteil feuchtigkeitsbindend und -spendend ist. Es wirkt zudem stark regenerationsfördernd auf die Haut. Außerdem ist dieses Wachs, welches von den Bienen großteils frisch aus den Wachsdrüsen ausgeschwitzt wurde, ärmer an Umweltgiften als Wabenwachs.

Im Mittelpunkt stehen bei dieser Lotion die antibiotischen, antimykotischen und antiviralen Eigenschaften der Propolis, neben der regenerationsfördernden Wirkung auf die Haut.

Auch dieses Herstellungsverfahren eignet sich für eine Wahrnehmungsübung, wie auf Seite 34 beschrieben. Der gesamte Prozess dauert seine Zeit (etwa eine Stunde) und stellt eine gewisse Herausforderung an unsere Willenskraft dar.

ÖLIGE PROPOLISLOTION (10 %)

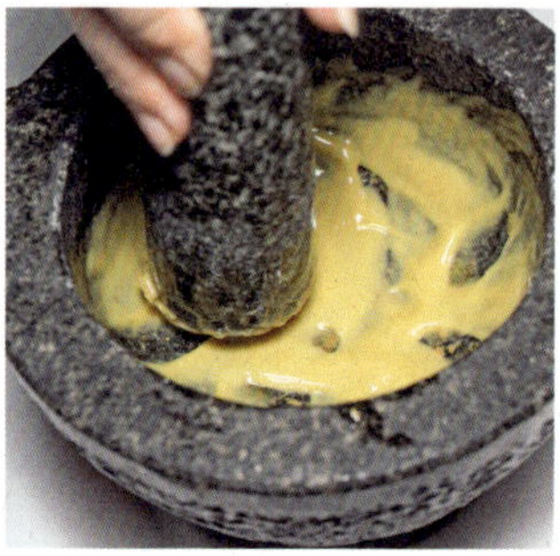

10 g Rohpropolis
70 g (= 78 ml) Olivenöl
20 g Verdeckelungswachs

Taschenwaage
20-ml-Spritze
Mörser
Holz- oder Hornlöffel
Glastiegel (Braunglas)
Küchenrolle oder Lappen für die Hände

- Die Propolis verlesen und eventuell darin befindliche Verunreinigungen wie Holzsplitter entfernen.
- Die Rohpropolis in einen Mörser geben und zerstoßen, bis alle Klümpchen etwas zerkleinert sind.
- Das Olivenöl hinzugeben und alles etwa 20 Minuten so lange mit leichtem Druck verreiben, bis sich die Propolis annähernd mit dem Öl verbunden hat. Es entsteht ein dunkles Öl mit braunen Partikeln, welche sichtbar sind. Alternativ kann auch Mandelöl oder Sonnenblumenöl verwendet werden. Olivenöl lässt sich erfahrungsgemäß etwas leichter verarbeiten.
- Anschließend das Verdeckelungswachs dazugeben und alles so lange mit sanftem Druck im Mörser verreiben, bis eine sämige glatte Salbe entstanden ist. Zwischendurch muss man immer wieder vom Stößel und Boden des Mörsers die Propolis mit einem Löffel aus Holz oder Horn abschaben. Die Farbe wird während des Herstellungsprozesses nach und nach etwas heller. Wenn während des Mörserns kleine Blasen sichtbar werden, ist die Lotion fertig.
- Die Lotion in einen Tiegel aus Braunglas abfüllen.
- Rechtzeitig einen Lappen oder Küchenrolle bereitlegen, um klebrige Hände zwischendurch bei Bedarf reinigen zu können.

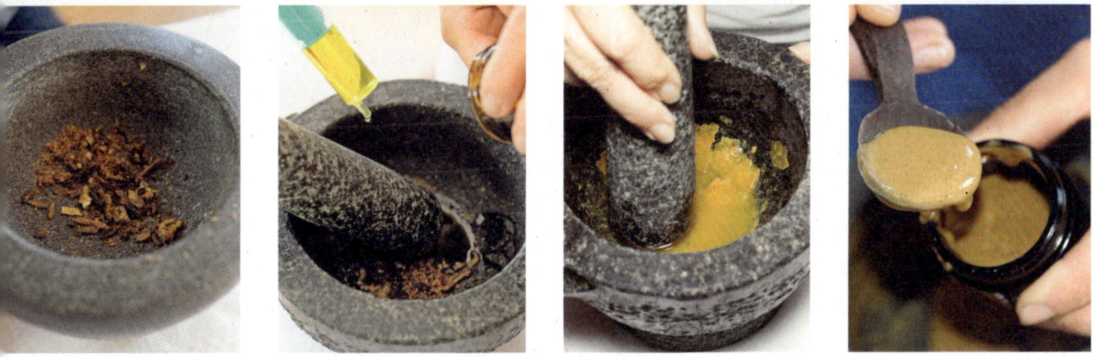

Rohpropolis (links) wird im Granitmörser unter Zugabe von Öl und Wachs (2. Foto von links) zu einer öligen Lotion (3. Foto von links und rechts) verarbeitet.

Durch die antibiotischen Eigenschaften der enthaltenen Propolis ist die Lotion im Kühlschrank über mehrere Monate haltbar.

Anwendung: mindestens einmal täglich (z. B. über Nacht).

Anwendungsmöglichkeiten:

- oberflächliche infizierte Hautwunden
- Hautpilze
- Ekzeme
- Neurodermitis
- Schuppenflechte
- als Wundpflaster bei Schürfwunden
- als Nasensalbe bei Schnupfen und Infekten der oberen Atemwege

Tipp: *Aufgrund ihrer Konsistenz eignet sich die Lotion auch zu Massagezwecken bei Verspannungen und Schmerzen im Bewegungsapparat. Die in der Propolis enthaltenen schmerzstillenden und entzündungshemmenden Stoffe wirken deutlich beschwerdelindernd.*

Alternativ kann die gleiche Rezeptur mit Nachtkerzenöl statt mit Olivenöl durchgeführt werden. Hier ist jedoch ein anderes Mischungsverhältnis zu empfehlen (siehe Seite 128).

Bitte beachten: Die Lotion bitte nur dann herstellen und anwenden, wenn keine Propolisallergie vorliegt.

ÖLIGE NACHTKERZENLOTION MIT 5 % PROPOLIS

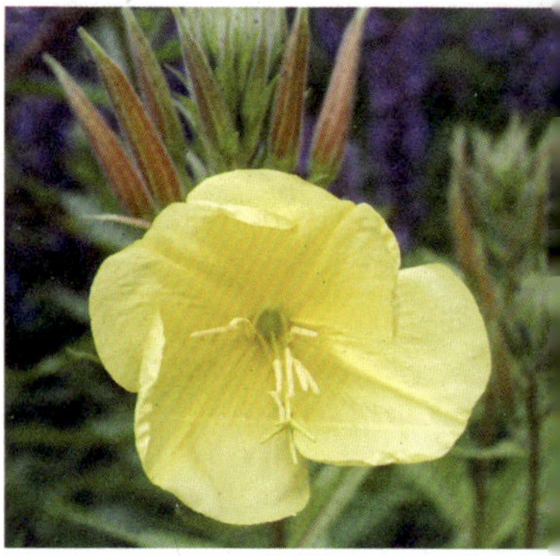

5 g Rohpropolis
90 g (= 100 ml) Nachtkerzenöl
5 – 10 g Verdeckelungswachs

Taschenwaage
20-ml-Spritze (aus der Apotheke)
Mörser
Holz- oder Hornlöffel
Glastiegel (Braunglas)
Küchenrolle oder Lappen für die Hände.

- Die Propolis verlesen, in einen Mörser geben und zerstoßen, bis alle Klümpchen etwas zerkleinert sind.
- Das Nachtkerzenöl hinzugeben und alles so lange mit leichtem Druck verreiben, bis sich eine dickflüssige, ölige Masse gebildet hat.
- Anschließend das Verdeckelungswachs dazugeben und alles 30 bis 40 Minuten mit sanftem Druck im Mörser verreiben, bis eine sämige glatte Lotion entstanden ist. Zwischendurch mit einem Löffel aus Holz oder Horn die Propolis vom Stößel und Boden des Mörsers abschaben.
- Die Lotion in einen Tiegel aus Braunglas abfüllen.
- Rechtzeitig einen Lappen oder Küchenrolle bereitlegen, um klebrige Hände zwischendurch bei Bedarf reinigen zu können.

Anwendung: Die Lotion mindestens einmal täglich (z. B. über Nacht) sparsam auftragen.

Anwendungsmöglichkeiten:

- Neurodermitis
- superinfizierte Hautläsionen
- Scheideninfektionen (beispielsweise durch Pilze)
- bei trockener Scheide durch Östrogenmangel (Nachtkerzenöl enthält Phytoöstrogene)

Propolis als Prophylaxe gegen Infektionen

In einer Studie aus dem Jahr 2021 wurde untersucht, ob die antiviralen Eigenschaften von Honig und insbesondere Propolis auch gegen das SARS-CoV-2-Virus wirksam sind. Auch die antientzündlichen, antioxidativen und immunmodulierenden Eigenschaften von Propolis, die das Infektionsgeschehen (respektive das Eindringen des Virus in die Wirtszellen) möglicherweise hemmen können, wurden in die Untersuchungen miteinbezogen. Die Ergebnisse klingen vielversprechend und es werden hoffentlich weitere Studien folgen. Es kann ein sinnvoller Versuch sein, Propolis sowohl vorbeugend als auch unterstützend im Rahmen eines akuten Infektionsgeschehens anzuwenden.

Es ist jedoch wichtig, darauf hinzuweisen, dass hier weder ein Heilungsversprechen gegeben werden kann noch nach der derzeitigen Studienlage eine Aussage dahingehend getroffen werden kann, dass man sich durch die Anwendung von Propolis vor einer Infektion schützt. Aber die Studie regt dazu an, Propolisprodukte prophylaktisch anzuwenden, zumal es sich um eine einfache Möglichkeit handelt, das Immunsystem zu unterstützen.

Neben der vorbeugenden innerlichen Einnahme von Propolis kann die auf Seite 126 beschriebene »Ölige Propolislotion« auch als Nasenbalsam (zum Einreiben der Nasengänge) verwendet werden, hier empfiehlt sich eine mehrmalige Anwendung über den Tag verteilt.

In der genannten Studie wurde die Anwendung einer alkoholischen Propolistinktur mit einer Zubereitung verglichen, bei welcher Propolis an Nanopartikel, die als Botenstoffe dienen, gebunden verabreicht wurde. Diese Zubereitung wurde im Vergleich zur alkoholischen Propolistinktur von den Autoren als wirkungsvoller eingestuft. Nanopartikel sind sehr kleine Teilchen, welche bei Zerkleinerungsprozessen – wie beispielsweise Verreibungen – entstehen, sofern diese über mindestens eine Stunde durchgeführt werden. Die Nanotechnologie in der Chemieindustrie ist deshalb umstritten, da unerwünschte kleinste Partikel beispielsweise von Chemikalien vom Organismus »barrierefrei« aufgenommen werden können. Im Falle einer Propolisverreibung kann es vorteilhaft sein, die Aufnahme in den Organismus durch einen gewissen Anteil an niedermolekularen Partikeln zu erleichtern, wodurch die Wirksamkeit möglicherweise erhöht werden kann. Dieser Aspekt spricht eher für eine Propolisverreibung mit Rohrohr-Puderzucker oder Salz als für eine alkoholische Tinktur, da Letztere keine feinsten Partikel enthält.

Propolis – ein »Holobiontikum«?

Propolis wird auf Seite 118 etwas provokant als »Breitbandantibiotikum« bezeichnet. Der Begriff »Antibiotikum« leitet sich aus dem Griechischen ab (*antí* = gegen, *bíos* = Leben). Es handelt sich um Substanzen, welche sich »gegen das Leben« richten; d. h. gegen Mikroorganismen als Lebewesen im Allgemeinen. In der Pharmazie werden Antibiotika aus Stoffwechselprodukten von Pilzen und Bakterien gewonnen. Sie hemmen bereits in einer sehr niedrigen Konzentration entweder die Vermehrung anderer Mikroorganismen oder töten diese ab. Nun ist zwischen dem Begriff eines Antibiotikums im engeren bzw. im weiteren Sinne zu unterscheiden. Im weiteren Sinne bezeichnet man mit Antibiotika Substanzen, welche sich nicht nur gegen Bakterien, sondern auch beispielsweise gegen Pilze und Viren richten. Doch im engeren Sinne sind mit Antibiotika nur Stoffe gemeint, welche ausschließlich bei einer bakteriellen Besiedelung eingesetzt werden. Hier wiederum sind Breitbandantibiotika von sogenannten Schmalspektrum-Antibiotika zu unterscheiden. Letztere wirken nur gegen eine einzige Bakterienart, Breitbandantibiotika gegen mehrere.

Die Nachteile sind landläufig bekannt. Bekämpft wird hierbei nicht nur die für ein Infektionsgeschehen verantwortliche Bakterienart, sondern auch die Standortflora an mehreren Körperstellen, insbesondere im Dickdarm oder auf der Haut, wird geschädigt. Die Mikroorganismen werden in ihrem Gleichgewicht gestört und Darm oder Haut werden anfällig für die Besiedelung anderer pathogener Keime, beispielsweise Pilze.

Propolis hingegen wirkt nicht zerstörerisch auf die Standortflora z. B. des Rachentraktes, wenn es beispielsweise bei einer Mandelentzündung eingesetzt wird. Die antibiotischen Stoffe in der Propolis richten sich beispielsweise weder gegen Milchsäurebakterien, welche sowohl im Bienenstock als auch im Bereich der Haut und Schleimhäute sehr zahlreich anzutreffen sind, noch gegen andere Mikroorganismen, welche das Bienenvolk unerlässlich zur Fermentation von Pollen und Honig benötigt.

Besser als der eher schwammige Begriff »natürliches Antibiotikum« wäre für die Propolis vielmehr die Bezeichnung »Holobiontikum« (aus dem Griechischen *hólos* = ganz). Der Begriff »Holobiont« wurde von der amerikanischen Biologin Lynn Margulis geprägt. Er bezeichnet den Gesamtorganismus, bestehend aus Wirt und allen mit ihm in Symbiose lebenden Mikroorganis-

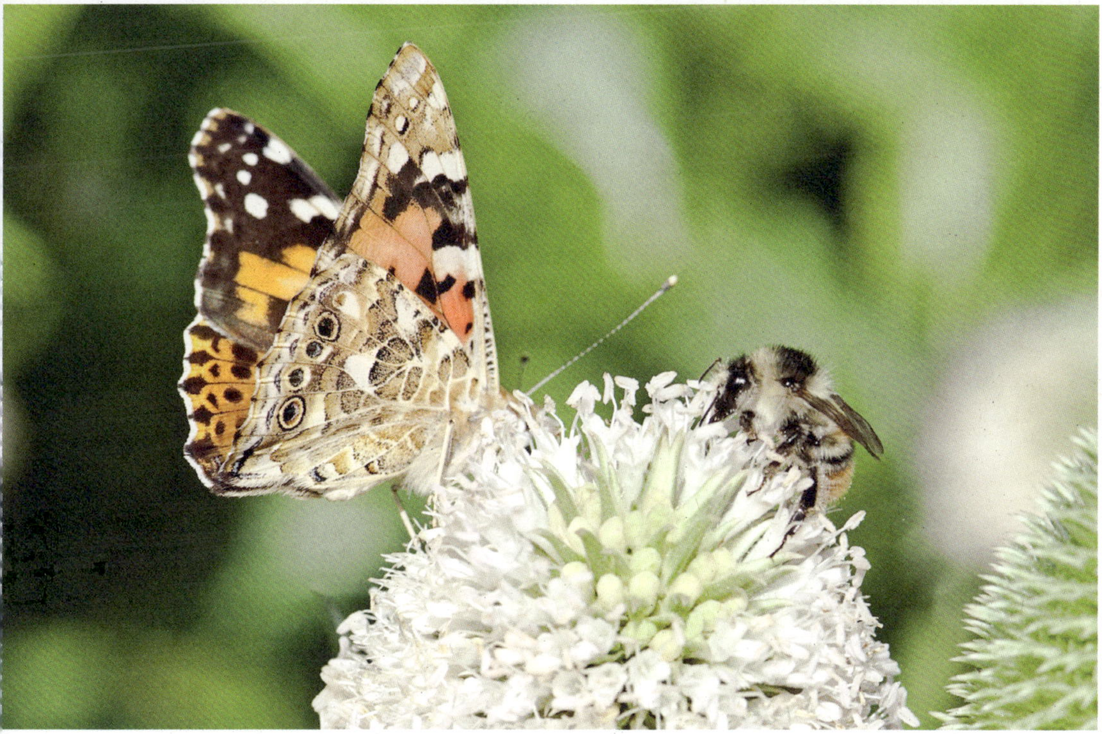

men, beispielsweise ein Säugetier mit seiner Darmflora und Hautflora, verstanden als eine Gemeinschaft zwischen den verschiedenen Arten von Lebewesen.

Propolis wirkt zum einen selektiv gegen schädliche Erreger und zum anderen stärkend auf die gesunde Standortflora eines Wirtsorganismus. Es vermag folglich die beschriebene Gemeinschaft aus Wirt und der ihn besiedelnden Arten, wie sie von Lynn Margulis beschrieben wurde, eher zu stärken, als diese zu schwächen. Insofern handelt es sich hierbei nicht um ein Breitbandantibiotikum, sondern in diesem Sinne um ein »Holobiontikum«.

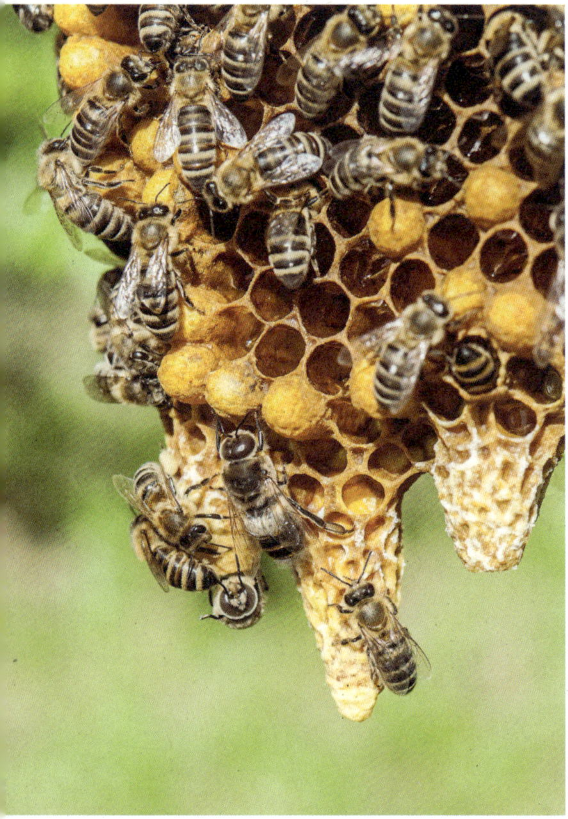

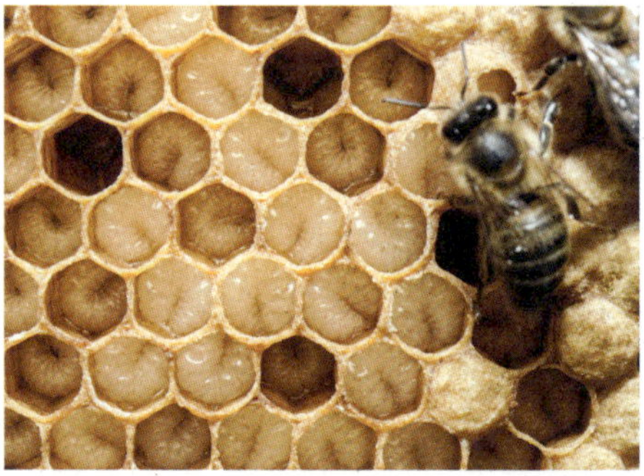

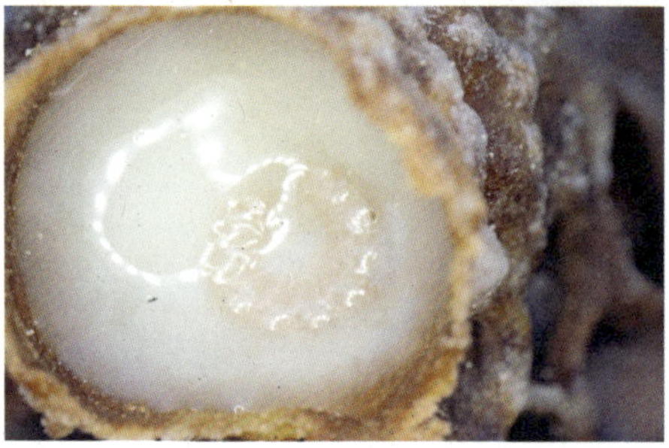

Die Larve, die sich in der Weiselzelle (links) zur Königin entwickelt (rechts unten), wird ausschließlich mit Gelée royale gefüttert.

Tierethische Überlegungen

Zunehmend hinterfragen Imkerinnen und Imker heute die Entnahme von Bienenprodukten aus tierethischen Gründen. Es ist sicherlich richtig, dies für die eigene imkerliche Praxis bzw. Betriebsweise zu durchdenken. Besonders gilt dies im Zusammenhang von Gelée royale, das nur vertretbar erscheint, wenn es im Zusammenhang mit der Produktion und Anwendung als menschliches Arzneimittel steht. Den Königinnensaft für die Herstellung von Kosmetika zu entnehmen, halten wir für nicht vertretbar.

Gelée royale für ein gesundes Bienenvolk

Futter für die Bienenkönigin

Gelée royale ist der von Ammenbienen durch Drüsensekrete erzeugte Futtersaft, der im Bienenvolk zur Aufzucht der jungen Brut und vor allem zur ausschließlichen Futterversorgung der Königin verwendet wird.

Nennenswerte Mengen von Gelée royale werden in künstlich entweiselten Völkern, welchen die Königin bewusst weggenommen wurde, und in künstlichen Königinnenzellen gewonnen. Das Bienenvolk wird also in eine anhaltende Stresssituation versetzt, wobei ihm in den meisten Fällen als Erstes seine Königin entnommen wird und nach mehreren Tagen dann noch einmal dafür gesorgt wird, dass sich das Bienenvolk keine Königin aus jüngsten Arbeiterinnenmaden nachziehen kann.

Zur Gewinnung von Gelée royale werden dem Volk viele künstliche Königinnenzellen gegeben. Die Bienen beginnen, diese mit Gelée royale zu füllen, in der Hoffnung, dass das Volk dadurch doch noch eine Königin aufziehen kann. Dazu kann es aber nicht kommen, denn wenn die Königinnenzellen von den Ammenbienen mit Gelée royale gefüllt sind, werden sie entnommen und wieder neue, leere Zellen in die Bienenbeute eingehängt.

Aus den entnommenen, gefüllten Zellen wird das Gelée royale frisch mit einer speziellen Vakuum-Vorrichtung abgesaugt. Das Bienenvolk wird bei dieser Methode ständig gefordert, die Königinnenzellen mit Gelée royale zu füllen, um nicht zu sterben, weil es nur so zu einer neuen Königin kommen kann.

Dass der Futtersaft eine sehr besondere Substanz ist, lässt sich daran erkennen, dass eine Königin, die ihr Leben lang damit gefüttert wird, bis zu fünf Jahre alt wird. Eine Arbeitsbiene, deren genetische Abstammung dieselbe ist und die aus einem identischen, befruchteten Ei stammt und im selben Volk aufgezogen wird, hat im Sommer hingegen nur eine Lebenserwartung von wenigen bis zu sechs Wochen. Es handelt sich um ein vorzügliches Beispiel dafür, wie stark epigenetische Einflüsse das Leben der beiden Schwestern, Königin und Arbeitsbiene, bestimmen können.

Was macht Gelée royale zu einem solch besonderen Saft?

Königlicher Futtersaft mit Wunderwirkung?

Die besonderen gesundheitsförderlichen Wirkungen, welche dem Gelée royale zugesprochen werden, sind insofern überraschend, als dass die Hauptinhaltsstoffe mit dem Arbeiterinnenfuttersaft identisch sind. Beide bestehen zu etwa 70 Prozent aus Wasser, enthalten maximal 18 Prozent Proteine und bis zu 8 Prozent Fette. Hinzu kommen etwa 10 bis 20 Prozent an mehreren Zuckerarten (Fruktose, Glukose und Saccharose) sowie verschiedene Vitamine (B_1, B_2, B_6, Niacin, Biotin und Folsäure). Gelée royale enthält eine Fettsäure (10-Hydroxy-2-Decensäure), welche antimikrobielle Eigenschaften besitzt. Ein signifikanter Inhaltsstoff im Gelée royale, welcher sich nicht im Futtersaft für Arbeiterinnenlarven finden lässt und welcher die Entwicklung zu einer Königin ausreichend erklärt, konnte noch nicht nachgewiesen werden.

Die Bestandteile sind also für die Larven der zukünftigen Arbeiterinnen wie auch der Königin großteils identisch; allerdings werden die Arbeiterinnenlarven während ihrer letzten Entwicklungsphase überwiegend mit Pollen und Honig gefüttert. Die Königinnenlarven erhalten bis zur Verdeckelung der Weiselzelle weiterhin Gelée royale. Möglicherweise führt dies zur Ausbildung der signifikanten Charakteristika der Königin (hinsichtlich Hormonhaushalt, körperlicher Gestalt und Verhaltensmerkmalen) im Vergleich zu den Arbeiterbienen.

Diskutiert werden verschiedene Einflussfaktoren, wie beispielsweise die im Pollen (als Futter für die Arbeiterinnenlarven) enthaltenen Flavonoide, welche möglicherweise andere Gene aktivieren als bei den Königinnenlarven. Auch der Gehalt an Mandibeldrüsensekret unterscheidet sich bei Futter für Arbeiterinnen und Königin. Die Unterschiede und ihre Auswirkungen konnten bislang nicht abschließend wissenschaftlich geklärt werden. Der Gesamtmix der Inhaltsstoffe im Futtersaft und der unterschiedliche Pflegeaufwand der Bienen sind vermutlich ausschlaggebend, ob sich aus einer Larve eine Königin oder eine Arbeiterin entwickelt. Königinnenlarven werden von den Ammenbienen intensiver betreut und häufiger aufgesucht als Larven, die in Arbeiterinnenzellen liegen.

Sowohl wissenschaftlich als auch erfahrungsheilkundlich wird dem Gelée royale eine wachstumshemmende Eigenschaft auf Tumorgewebe zugesprochen sowie eine regenerative Wirkung auf den Gesamtorganismus und insbesondere auf Nervengewebe. Im Tierversuch wurden unter anderem eine

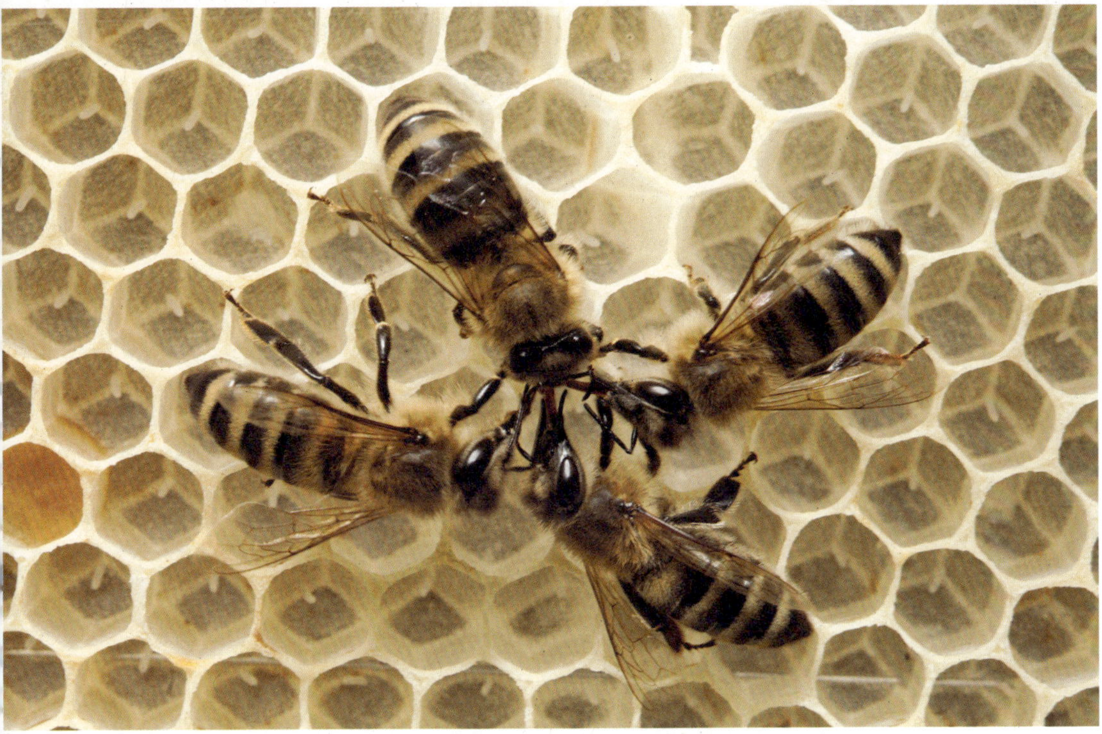

Aus den Eiern, die die Königin jeweils in eine Zelle gelegt hat, schlüpfen Ende des dritten Tages kleine Maden, die sofort von Ammenbienen gefüttert werden.

Wachstumszunahme sowie die vermehrte Ausschüttung von Schilddrüsenhormonen und Cortisol beobachtet. Die enthaltenen Vitamine haben teilweise antioxidative Wirkungen, sie sind wichtig für den Energiestoffwechsel und das Nervensystem, was erklärt, dass Gelée royale die Rekonvaleszenz einer Krankheitsphase unterstützen kann.

Die geschilderte Vorgehensweise zur Gewinnung von Gelée royale macht deutlich, dass die künstlich herbeigeführte Stresssituation, in welche das Bienenvolk versetzt wird, nicht wesensgemäß ist. Eine solche Situation ist im Naturzusammenhang eine Ausnahme und dann auch meist nur von kurzer Dauer. Ein Bienenvolk auf diese Weise einem Dauerstress auszusetzen, schließt für uns eine medizinische Empfehlung von Gelée royale aus. In zahlreichen Fällen führen naturheilkundliche medizinische Alternativen (wie die Verabreichung von Vitaminen) sicherlich zu einem vergleichbaren Erfolg.

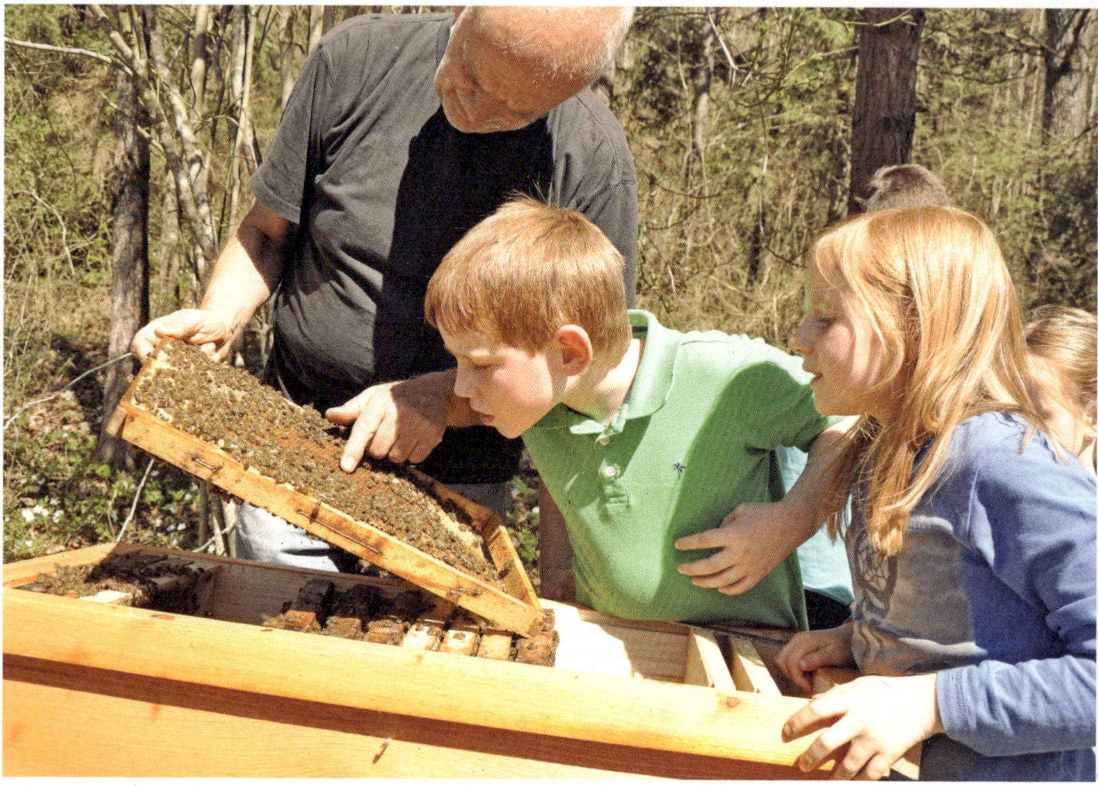

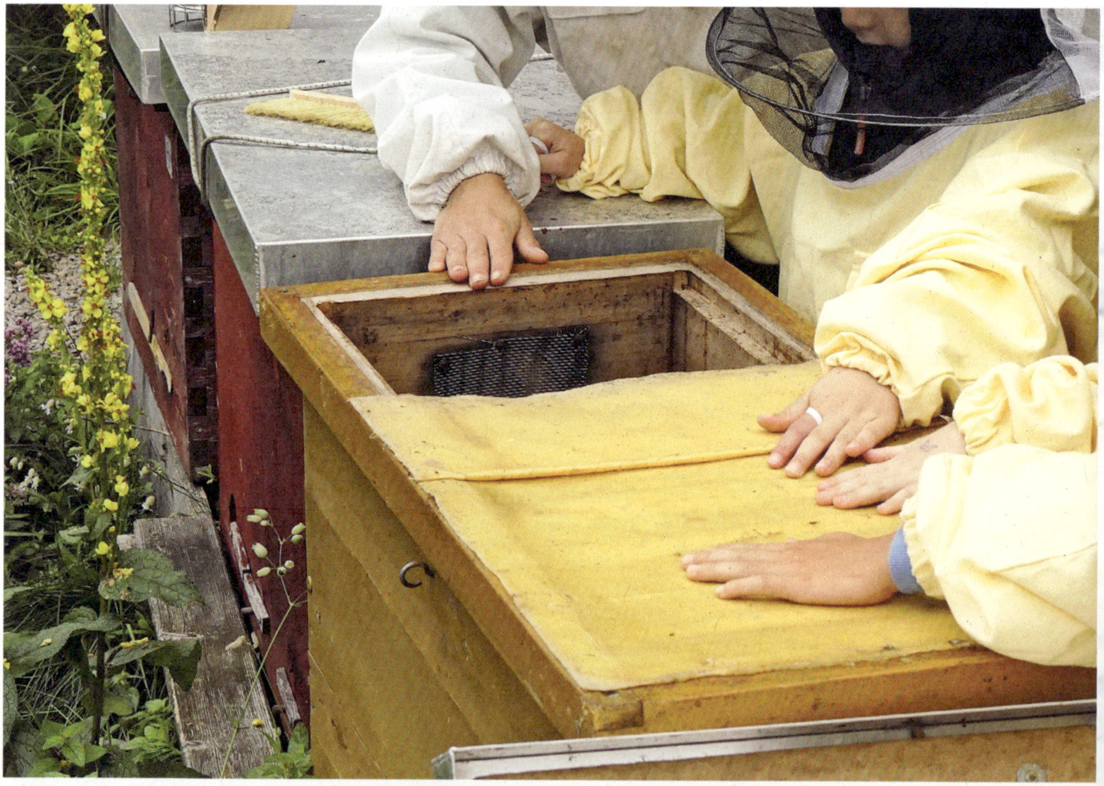

Hausmittel mit Kindern und Jugendlichen herstellen

Die selbst gemachten Hausmittel aus Bienenprodukten können auch gut im Rahmen von Gruppenprojekten (z. B. in pädagogischen Einrichtungen) hergestellt werden. Das gemeinsame Tun trägt zum einen zum Verständnis des Bienenvolks als Organismus bei und kann beispielsweise Kindern das Staunen in Anbetracht der Großartigkeit dieser Lebewesen vermitteln. Außerdem sind die Herstellungsprozesse für Kinder und Jugendliche eine Möglichkeit, die Sinnestätigkeit zu üben, und darüber hinaus – beispielsweise in der Arbeit mit kleinen Kindern oder in der Heilpädagogik – können feinmotorische Fähigkeiten gefördert werden.

An manchen Schulen und sogar teilweise Kindergärten befinden sich Bienenvölker im Garten, um das Thema Bienen im Naturzusammenhang in die Pädagogik einzubinden und zudem ein ökologisches Bewusstsein zu fördern. Wurde Schülern der Mittel- und Oberstufe im Unterricht (bzw. in einer Bienen-AG) ein Verständnis für das Bienenvolk als Organismus vermittelt und haben sie die verschiedenen Produkte wie Honig, Propolis und Wachs bereits kennengelernt, so bietet es sich an, auch über Heilwirkungen dieser Substanzen zu sprechen. Die Weiterverarbeitung zu Hausmitteln kann diese Inhalte sehr gut durch eine praktische Erfahrung abrunden. Eine sehr schöne Sache ist beispielsweise die Herstellung von Bienenwachsbalsam, wie es auf Seite 106 beschrieben ist. Man kann diese Salbe mit allen Altersstufen im

Bienen machen Schule

Anregungen zur Bienenhaltung an pädagogischen Einrichtungen und sogar eine Ausbildung »Bienenpädagogik« bietet das Netzwerk »Bienen machen Schule« von Mellifera e. V. (www.bienen-schule.de). Im Netzwerk sind Pädagoginnen und Pädagogen aktiv, die ihre Begeisterung für das Bienenvolk an Kinder und Jugendliche weitergeben möchten.

Herbst herstellen und jedes Kind kann für die kalte Jahreszeit einen kleinen Tiegel für die Lippenpflege mitnehmen. Für Kinder im Kindergarten oder an heilpädagogischen Schulen mag die feinmotorische Förderung durch den Herstellungsprozess das vorrangige Ziel sein.

Ab Klasse 7 oder 8 kann eine Einbindung des Themas »Honig« in den Kontext der Ernährungslehre erfolgen: Enthaltene Nährstoffe, die Bedeutung der enthaltenen Milchsäurebakterien oder Aspekte der Verdauung und Verstoffwechslung des Honigs können besprochen werden. Qualitätsunterschiede verschiedener Honige können veranschaulicht und verkostet werden. Ab dieser Altersgruppe können Gesundheitsfragen mit den Schülern und Schülerinnen bewegt werden. In der Oberstufe kann dieses Thema sogar Anlass geben, sich über Konzepte des Heilens auszutauschen.

In diesem Zusammenhang bietet es sich ebenfalls an, die »Ölige Propolislotion« (siehe Seite 126) mit den Schülerinnen und Schülern herzustellen. Die hierbei vermittelbaren Inhalte könnten sein: Entstehung und Zweck von Propolis im Bienenvolk, Eigenschaften von Bienenwachs (Trennen und Emulgieren), Honiganteil im Verdeckelungswachs und dessen antibiotische und enzymatische Eigenschaften zur Wundheilung. Wer sich schon einmal daran gemacht hat, diese Propolislotion herzustellen, kann ahnen, dass es gerade für Jugendliche eine echte Herausforderung ihrer Willenskräfte ist, den Herstellungsprozess bis zum fertigen Produkt durchführen. Hat man am Ende ein befriedigendes Ergebnis, so machen die Jugendlichen im Idealfall die Erfahrung, dass es sich gelohnt hat, den Willen hierfür aufzubringen. Möchte man eine kürzere Zeiteinheit für das Thema »Propolis« aufwenden, so bietet sich die Rezeptur des Propoliszuckers oder auch des Propolissalzes an. Während der Arbeit mit dem Mörser wird immer wieder deutlich, wie sehr sich diese Tätigkeit innerlich ordnend auswirkt.

Für den Herstellungsprozess selbst, z. B. in einer Schulklasse, ist Folgendes zu beachten: Es empfiehlt sich, diese Unterrichtseinheit mit maximal 12 bis 14 Schülerinnen und Schülern durchzuführen. Wenn gemörsert wird, entsteht zuweilen viel Lärm im Raum, was zu Gesprächen einlädt; leicht entsteht sehr viel Unruhe. Man kann den Ablauf insgesamt gewissermaßen ritualisieren, indem man beispielsweise gemeinsam mit der Arbeit beginnt und mit der Klasse abspricht, dass bis auf die Klärung technischer Fragen schweigend gearbeitet wird.

Einverständnis der Eltern

Es empfiehlt sich, vor der geplanten Herstellung die Eltern darüber zu informieren und insbesondere vor dem Umgang mit Propolis nach Allergien zu fragen bzw. auf die Möglichkeit einer Allergie hinzuweisen, z. B. in Form eines Elternrundbriefs, einer Vorstellung des Vorhabens bei einem Elternabend etc. Wer rechtlich ganz auf der sicheren Seite sein möchte, kann das Einverständnis der Eltern vorab schriftlich einholen.

Je älter die Schülerinnen und Schüler sind, desto stärker kann man sie in die einzelnen Arbeitsschritte einbeziehen. D. h., ab Klasse 5 können sie die Zutaten selbst abwiegen oder zum Schluss die Mörser säubern. Am Ende der Unterrichtseinheit sollte jede und jeder ein fertiges Produkt abgefüllt und etikettiert mit nach Hause nehmen dürfen. Kleinere Kinder können ein Etikett mit Wachsmalstiften bemalen; ältere Schülerinnen und Schüler drucken möglicherweise ein selbst am Computer gestaltetes Klebeetikett mit Zutatenangabe, Herstellungsdatum und weiteren Angaben aus. Zum Abschluss eines Arbeitsprozesses ein Produkt in den Händen zu halten, stärkt meist den Willen und das Durchhaltevermögen. So kann das Unterrichtsziel »Verständnis des Bienenvolks als Organismus« durch eine Vielfalt an pädagogischen Absichten erweitert werden.

Hat man mit Kindern oder Jugendlichen Honigwaben gemeinsam entdeckelt oder eine Bienenwachssalbe hergestellt und ist Verdeckelungswachs übrig, kann mit der Herstellung von Limonade (Rezept siehe Seite 140) oder Sirup (Rezept siehe Seite 141) bei den Kindern ein achtsamer Umgang mit allen anfallenden Resten angeregt werden.

KRÄUTER-HONIG-LIMONADE

500 ml Quellwasser oder Leitungswasser
200 g Verdeckelungswachs (siehe Seite 90)
1 Bund Zitronenmelisse
½ Zitrone
500 ml Mineralwasser mit Kohlensäure

- Das Quell- oder Leitungswasser in eine Schüssel gießen.
- Das Verdeckelungswachs dazugeben, zerbröseln und im Wasser auswaschen. Eventuell abgedeckt eine Weile stehen lassen und dann das Verdeckelungswachs noch einmal im Wasser hin und her bewegen.
- Kosten, ob die Flüssigkeit süß genug ist, gegebenenfalls das Verdeckelungswachs weiterauswaschen.
- Die Flüssigkeit durch ein Sieb in einen Krug gießen.
- Die Zitronenmelisseblätter klein schneiden, die Zitrone auspressen. Kräuter und Zitronensaft zum Wasser in den Krug geben.
- Den Krug abgedeckt für mindestens 12 Stunden (oder länger) an einem kühlen, dunklen Platz stehen lassen.
- Das Mineralwasser erst direkt vor dem Servieren dazugeben.

Tipp: *Statt der Zitronenmelisse können auch Pfefferminzblätter, Holunderblüten, Lindenblüten oder eine Kräutermischung nach Geschmack verwendet werden.*
Die abgeseihten Wachsreste kann man in den Sonnenwachsschmelzer geben (siehe Seite 94).

HOLUNDERBLÜTENSIRUP

300 g Verdeckelungswachs (siehe Seite 90)
1 l Quellwasser oder Leitungswasser
12 Holunderblütendolden
50 g Zitronensäure (aus der Apotheke)

- Das Verdeckelungswachs in einer Schüssel im Wasser zunächst zerbröseln und dann auswaschen, bis dieses sehr süß schmeckt; dann die Flüssigkeit durch ein Sieb in einen Krug abseihen.
- Die Holunderblüten dazugeben und abgedeckt für einen Tag an einem kühlen, dunklen Ort ziehen lassen.
- Die Zitronensäure dazugeben. Sobald sie sich aufgelöst hat, die Holunderblüten herausnehmen (bzw. Flüssigkeit abseihen).
- Den Sirup in Flaschen abfüllen; wenn man ihn im Kühlschrank aufbewahrt, ist er (durch die Zitronensäure) mindestens ein bis zwei Wochen haltbar.

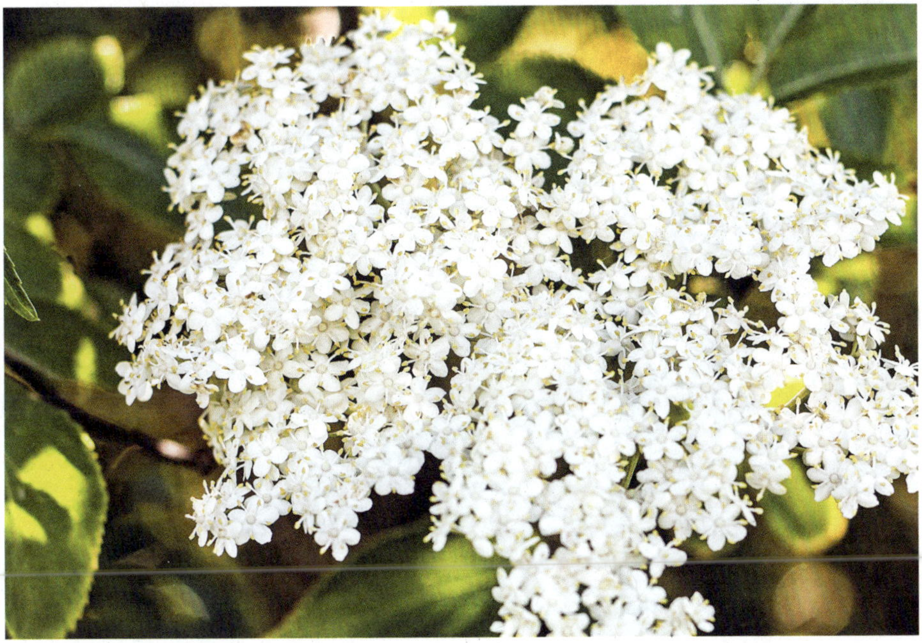

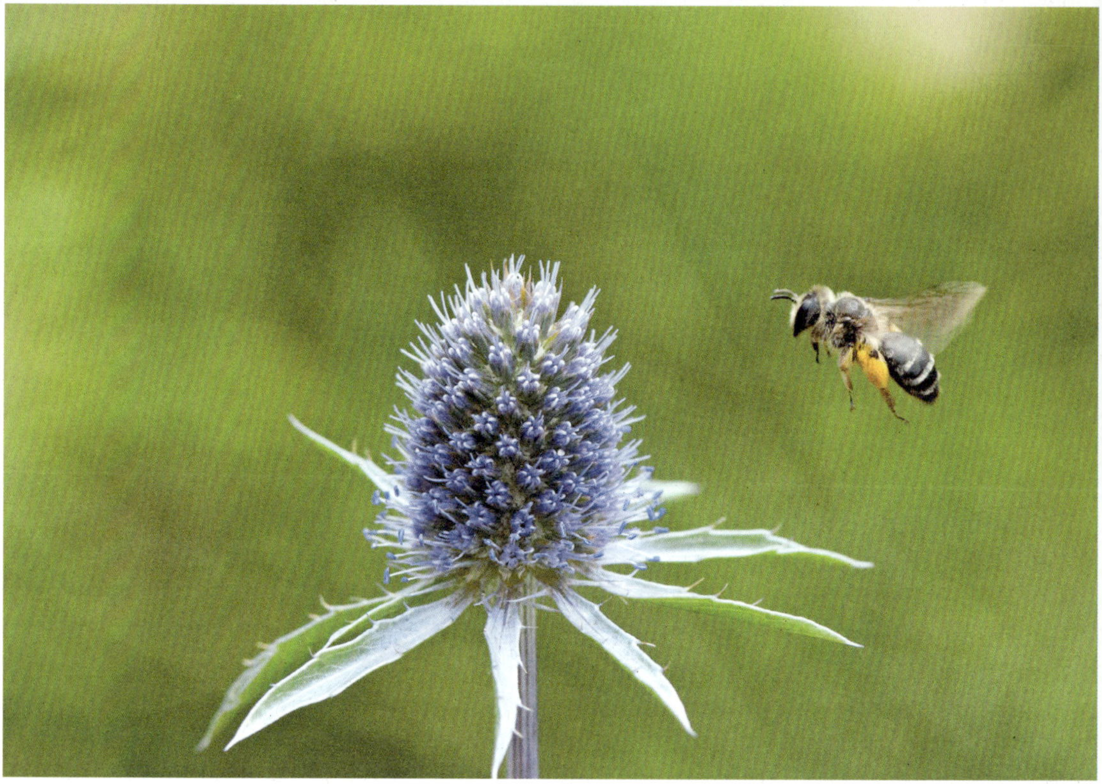

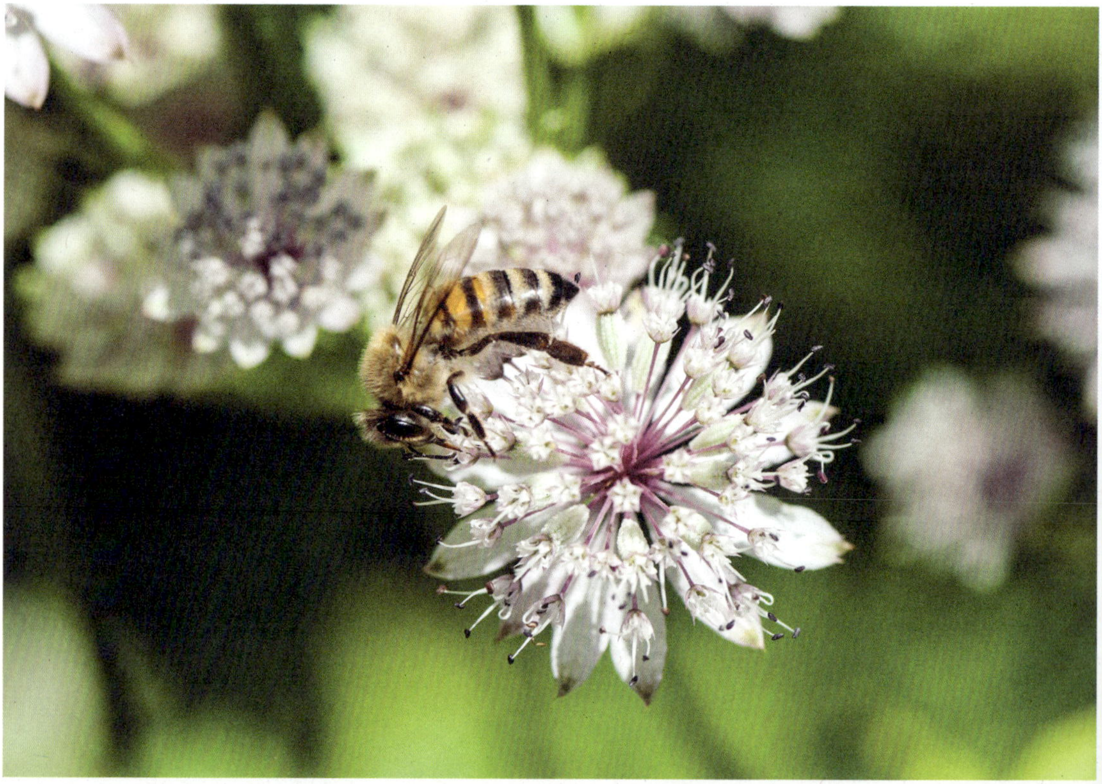

Begegnung mit Respekt

Bienen helfen mit ihren Produkten bei sogenannten »Bagatellerkrankungen« bis hin zur begleitenden Krebstherapie, z. B. mit Bienengift. In unermüdlichem Fleiß arbeitet eine einzelne Biene während ihres kurzen Lebens, indem sie nacheinander die unterschiedlichsten Aufgaben im Bienenstock erlernt und übernimmt. Daneben ist sie voller Opferbereitschaft, als Bestäuberin, Amme, Honigmacherin und Alchemistin zur Heilmittelherstellung, um den eigenen Organismus – den Bien – zu erhalten.

Halten wir uns zahlreiche Methoden der sogenannten industrialisierten Imkerei vor Augen. Die Königin wird mitunter standardmäßig nach Ablauf von zwei Jahren ausgetauscht und durch eine gezüchtete Königin ersetzt; zuweilen werden ihr sogar die Flügel gestutzt, damit sie keinesfalls schwärmen kann, bzw. der Schwarmtrieb des Volkes wird dadurch mit dem Verlust der Königin bestraft; die Honigvorräte werden meist vollständig entnommen und durch Zuckersirup ersetzt; zahlreiche weitere Aspekte eines Imkereiwesens, welches den Bien als Organismus nicht als solchen erkennt und schützen möchte, wurden in diesem Buch genannt. So erschüttert einen die mangelnde Ehrfurcht vor einem Bienenvolk.

Die Zukunft der Bienen scheint jedoch eindeutig von uns Menschen abhängig zu sein, gleichwie unsere Zukunft von ihr. Denn die Missachtung des Bienenvolks als Organismus, die Ausbeutung des Bienenwesens zulasten der Vitalität der Bienen, bedrohen diese wie auch uns.

Alle Bienenprodukte sind per se schon Heilmittel. Viele andere Natursubstanzen müssen erst durch entsprechende Verfahren zu Heilmitteln zubereitet werden. Doch die Bienen sind selbst die Alchemistinnen, indem sie Nektar zu Honig, Knospenharz zu Propolis und Pollen zu Bienenbrot bereiten. So viel ist uns von den Bienen gegeben. Der Dichter Christian Morgenstern hat einmal gesagt: »Ganze Weltalter voll Liebe werden notwendig sein, um den Tieren ihre Dienste und Verdienste an uns zu vergelten.«

Nun gibt es viele Wege, den Bienen ihre Dienste und Verdienste an uns zu vergelten sowie ihnen Dankbarkeit und Liebe zu schenken. Man denke dabei an die Kraft unserer dankbaren Liebe, die ja ganz innerlich erlebt auch eine Tat ist, und man denke an das, was in der wesensgemäßen Bienenhaltung Gutes geschieht. Das Überleben der Bienen wird davon abhängen, inwieweit wir unseren Egoismus überwinden und versuchen, diese Arten um ihrer selbst willen und nicht alleinig wegen ihres Dienstes an uns zu erhalten.

Sind wir den Bienen unser »Opfer« nicht auch schuldig? Sie halten Umweltgifte in ihrem Leib, im Fettgewebe, stark zurück, um möglichst reinen, auch heute vergleichsweise geringfügig schadstoffbelasteten Honig für ihr Bienenvolk zu bilden. Die Biene gibt sich hin, für ihre Mitwelt, insbesondere für ihre Nachwelt: eine sehr zukünftig ausgerichtete Opferkraft. Bienen produzieren nicht einfach Honig als Lebensmittel mit Heilmittelqualität. Nehmen wir die Heilmittel der Bienen zu uns, so nehmen wir auch das in uns auf, was sie von ihrem Wesen hineingegeben haben, ihre zukunftsgerichtete Opferkraft. Diese braucht es, dass Heilung geschehen kann, Heilung am Menschen wie auch Heilung für die Erde. Aber damit das Wesen der Biene als unsere große Schwester in uns wirken kann, können wir versuchen, sie in der Entfaltung ihres Wesens so zu unterstützen, dass sich ihr Wesen stark in ihren Heilmitteln ausspricht, und vor allen Dingen, dass wir diese ihre Heilmittel in ihrer Qualität nicht mindern durch allzu starke (technische) Verarbeitung vor dem Hintergrund eines materialistischen Gewinnstrebens.

Dieses Buch möchte zwei Aspekte anregen: zum einen den achtsamen Umgang mit den Bienen, was die Entnahme der Produkte betrifft. Hier geht es insbesondere darum, sich klarzumachen, was an Leistung und Energie in den Heilmitteln des Bienenvolks steckt. Der zweite Aspekt ist die Tatsache, dass durch Ernte, Weiterverarbeitung, Verpackung und Lagerung der (Heil-) Wert von Honig, Wachs oder Pollen oft gemindert wird. Hier sollen die Überlegungen in den einzelnen Kapiteln sowie die Rezepturen Anregungen geben, wie wir Bienenprodukte möglichst werterhaltend verarbeiten können.

Die Autoren

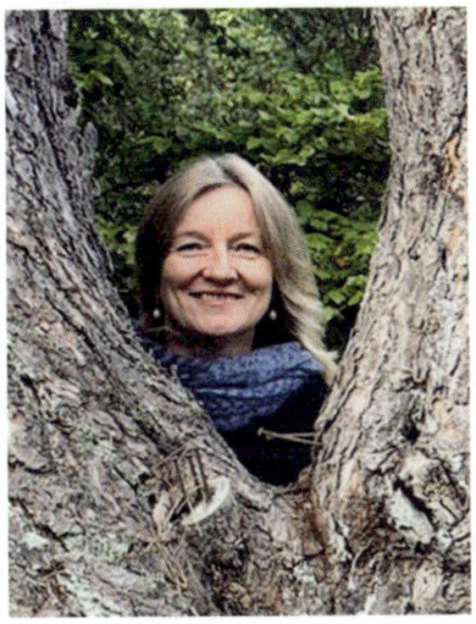

Die Ärztin **Almut Tobis** mit Schwerpunkt Anthroposophische Medizin beschäftigt sich seit vielen Jahren mit verschiedenen Herstellungsverfahren von Haus- und Heilmitteln. Sie ist als Schulärztin an Waldorfschulen tätig und bietet Seminare zur Herstellung von Naturheilmitteln an, unter anderem zur Apitherapie an der Lehr- und Versuchsimkerei Fischermühle von Mellifera e. V.

Imkermeister **Norbert Poeplau** leitet die Lehr- und Versuchsimkerei der Fischermühle bei Mellifera e. V. und ist für die Betreuung von 300 Bienenvölkern verantwortlich. In zahlreichen Kursen, Vorträgen und Beratungsgesprächen zu Themen der wesensgemäßen Bienenhaltung gibt er sein Wissen und seine Begeisterung für die Welt der Honigbienen an interessierte Laien und Fachleute gerne weiter.

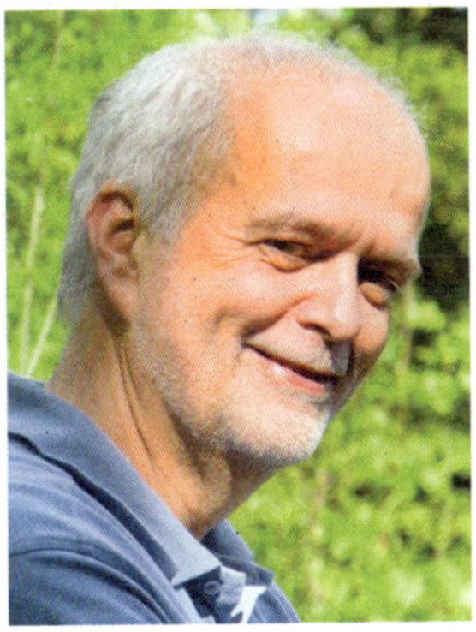

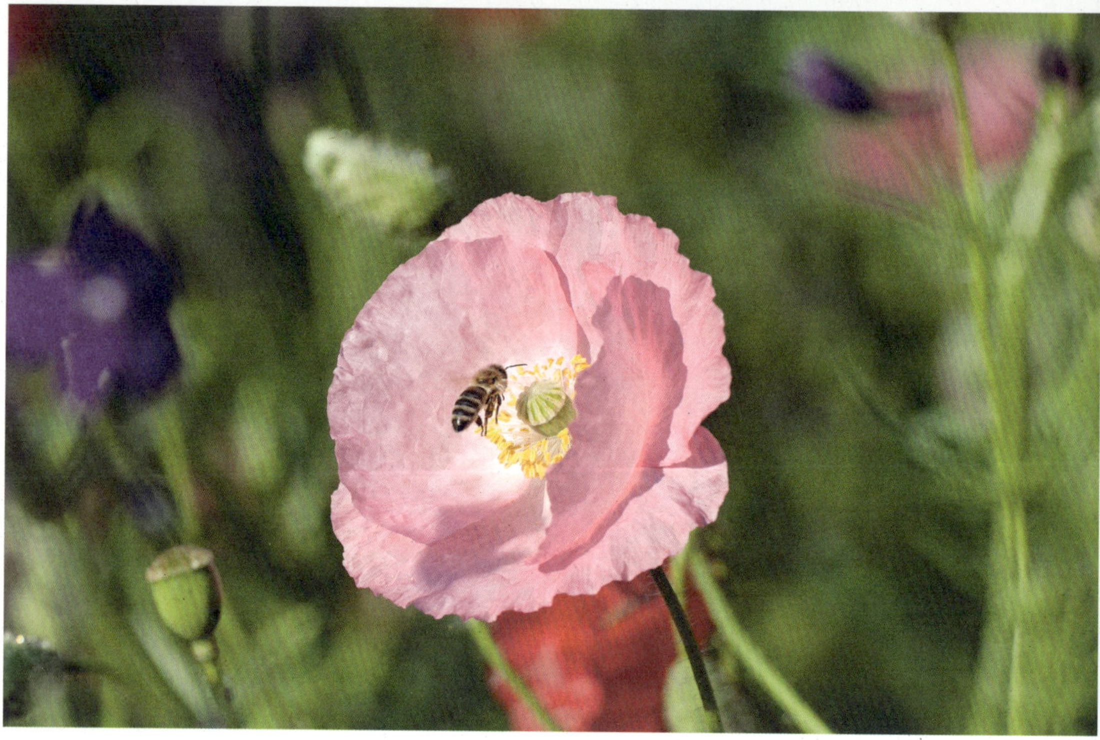

Danksagung

Unser herzlicher Dank gilt allen voran den Honigbienen, welche uns so reich mit ihren liebevoll zu Heilmitteln verwandelten Naturprodukten beschenken.

Doch ohne die wertvollen Erkenntnisse, welche Imkerinnen und Imker, Heilerinnen und Heiler sowie Wissenschaftlerinnen und Wissenschaftler über Jahrtausende gesammelt haben, wäre dieses Buch nie entstanden. Mein (Almut Tobis) herzlicher Dank gilt insbesondere Verena Staël von Holstein für die tiefen Gespräche zur Qualität der entwickelten Heilmittelrezepte. Wir bedanken uns außerdem ganz herzlich für die zahlreichen Fragen und Anregungen aller Seminar- und Kursteilnehmerinnen und -teilnehmer.

Anhang

Glossar

Adolapin: Bestandteil des Bienengifts, welcher schmerzlindernd und entzündungshemmend wirkt.

Alkaloide: organische Verbindungen, welche im pflanzlichen Sekundärstoffwechsel gebildet werden. Es handelt sich hierbei um Prozesse zur Bildung von Stoffen, welche nicht dem eigentlichen Aufbau der Pflanze dienen. Hierbei werden Stoffe gebildet, die eine charakteristische Wirkung auf den tierischen und menschlichen Organismus besitzen. Die meisten Alkaloide sind giftig; zum Teil werden sie therapeutisch eingesetzt (Beispiele: Coffein, Theophyllin oder Mutterkorn-Alkaloid).

Anthroposophische Medizin: Richtung der Integrativen Medizin, welche konventionelle und alternative Heilverfahren miteinander verbindet. Die Erkenntnisse der Schulmedizin stellen hierfür die Grundlage dar; der Blick auf den Patienten und die Therapie beziehen das Seelisch-Geistige des Menschen stark mit ein. Es werden ergänzend zur schulmedizinischen Therapie oder ersatzweise homöopathisch potenzierte Heilmittel angewendet aus mineralischen, pflanzlichen oder tierischen Ausgangsstoffen. Darüber hinaus spielen äußere Anwendungen (in Form von Wickeln, Auflagen oder Einreibungen) eine wichtige Rolle.

Apipunktur: Akupunktur, wobei Bienengift in die jeweiligen Akupunkturpunkte gespritzt wird.

Apisinum: homöopathisch potenziertes Bienengift; in der Praxis wird häufiger Apis mellifica verwendet.

Apis mellifica: homöopathisches Arzneimittel aus der ganzen Honigbiene; hierfür wird das ganze Insekt (samt Giftblase und enthaltenem Bienengift) homöopathisch potenziert.

Apitoxin: Bienengift.

Arzneimittelbild: Zusammenfassung all jener Symptome, gegen welche ein homöopathisches Arzneimittel therapeutisch eingesetzt werden kann.

Auszugsverfahren: Um die Inhaltsstoffe einer Pflanze herauszulösen, kann man die Pflanzenteile in kaltes oder heißes Wasser bzw. Alkohol einlegen und die entstandene Lösung weiterverarbeiten. Um nicht wasserlösliche Inhaltsstoffe herauszulösen, benötigt man Alkohol. Führt man Wärme zu, werden enthaltene Eiweiße (z. B. Enzyme) bei höherer Temperatur unwirksam gemacht. Gleiches gilt, wenn Alkohol, der als Extraktionsmittel verwendet wird, zu hochprozentig ist (über 70 Vol-%).

Bakterienresistenz: Wenn ein Bakterium gegen ein Antibiotikum durch genetische Mutation unempfindlich geworden ist, spricht man von Bakterienresistenz; besteht die Resistenz gegen einen Großteil aller verfügbaren Antibiotika, so handelt es sich um einen multiresistenten Keim (»Krankenhauskeim«).

Beute: Behausung eines Bienenvolks.

Bien: Begriff für den Organismus eines Bienenvolks, bei welchem durch die Gemeinschaft und die Arbeitsteilung Fähigkeiten ermöglicht werden, welche das einzelne Insekt nicht hat (z. B. das Erreichen und Aufrechterhalten einer konstanten Temperatur im Bienenstock). Man spricht hier auch von einem »Superoganismus«.

Cera alba: von Lat. *cera* =Wachs, *alba* = weiß. Das frisch aus den Wachsdrüsen am Hinterleib der Biene ausgeschwitzte Bienenwachs ist anfänglich weiß.

Cera flava: von Lat. *flava* = gelb. Die Bienen überziehen fast täglich das gesamte Wabenwerk mit einer hauchdünnen Schicht aus Propolis und Pollenöl. Hierdurch wird das anfänglich weiße Bienenwachs nach und nach gelb und dunkler.

Cortisol: in der Nebennierenrinde gebildetes Hormon, welches bei Stress ausgeschüttet wird. Der Stoffwechsel wird hierdurch angeregt, dass Energie bereitgestellt wird, welche in Stresssituationen benötigt wird. Cortisol dämpft das Immunsystem. In der Medizin wird es u. a. eingesetzt, um überschießende Immunreaktionen und Entzündungen zu hemmen.

Dopamin: Botenstoff (Neurotransmitter) des Zentralnervensystems.

Expektorantien: Wirkstoffe und Heilmittel, welche den Schleimauswurf aus Lunge und Bronchien fördern.

Flavonoide: Stoffgruppe, welche insbesondere in Blüten vorkommt und zu den sogenannten sekundären Pflanzenstoffen gehört. Sie wirken unter anderem antioxidativ, entzündungshemmend und antimikrobiell.

Histamin: Naturstoff, welcher als Gewebshormon und als Botenstoff des Zentralnervensystems vorkommt. Histamin ist an Immunreaktionen beteiligt und wird bei allergischen Reaktionen vermehrt ausgeschüttet. Bei einer Entzündungsreaktion ist Histamin insbesondere für die Anschwellung des Gewebes verantwortlich.

Holobiont: Gesamtlebewesen, bestehend aus einem Wirt (z. B. ein Säugetier) und allen mit ihm in Symbiose lebenden Mikroorganismen (z. B. Darmbakterien, Haut- und Schleimhautflora).

Honigtau: durch Blattläuse, Zikaden und Blattflöhe gebildeter Zuckerüberzug auf Blättern und Nadeln von Bäumen. Honigbienen sammeln diesen anstelle von Blütennektar zur Bereitung von Waldhonig.

Knospenharz: von Bäumen gebildeter Harzüberzug, welcher die Baumknospen in der feucht-kalten Jahreszeit vor mikrobieller Zersetzung schützt.

Kolonisationsflora: Beschreibt die mikrobielle Besiedelung (bestehend aus Bakterien, Pilzen und Viren) eines Organs (z. B. die Haut) oder eines bestimmten Bezirks davon (z. B. ein Wundgebiet, d. h. die Wunde selbst und die sie umgebende intakte Haut). Der Begriff »Flora« stammt aus einer Zeit, als man Bakterien (welche den größten Anteil bilden) noch dem Pflanzenreich zuordnete.

Mellitin: eine Aminosäureverbindung, Hauptbestandteil des Bienengifts (50 bis 70 Prozent).

Myricin: Hauptbestandteil des Bienenwachses (65 Prozent). Es handelt sich um ein Gemisch von Estern langkettiger Alkohole und Säuren.

Nanopartikel: Verbund von einigen wenigen bis einigen tausend Atomen oder Molekülen; Größe: ein bis hundert Nanometer (nm). Der Name leitet sich vom griechischen Begriff *nanos* = Zwerg ab. Nanopartikel entstehen bei Zerkleinerungsprozessen. Durch die geringe Größe können Nanopartikel Schranken sehr gut durchwandern und als Botenstoffe verwendet werden.

Neurotransmitter: Botenstoffe im Zentralnervensystem.

Noradrenalin: Es handelt sich um ein Stresshormon, welches im Nebennierenmark gebildet wird; zugleich ist es auch ein Botenstoff des Zentralnervensystems.

Präbiotika: Nahrungsgrundlage (meistens Kohlenhydrate) z. B. für Darmbakterien.

Probiotika: Zubereitung, welche lebende Mikroorganismen enthält. Es kann sich hierbei um Arzneimittel handeln oder um Lebensmittel, welche Mikroorganismen enthalten (wie Sauerkraut, fermentierte Milchprodukte).

Salicylsäure: chemischer Stoff, welcher schmerzlindernd und fiebersenkend wirkt. Sie kommt in verschiedenen Pflanzenteilen vor: Blüten, Blättern, Baumrinde und Wurzeln. Im Pflanzenreich ist sie für die Abwehr von Pathogenen verantwortlich. Aus ihr wurde in den 1920er-Jahren erstmals Acetylsalicylsäure hergestellt, als Rohstoff diente die Weidenrinde.

Saponine: Naturstoffe, welche seifenartige Eigenschaften besitzen (mit Wasser verschüttelt, bilden sie Schaum); enthalten in Heilpflanzen, welche naturheilkundlich bei Bronchialleiden eingesetzt werden (z. B. Schlüsselblume, *Primula veris).*

Schwarmtrieb: Bereitschaft eines Bienenvolks, sich zu teilen. Hierbei verlässt vor dem Schlüpfen der neuen Königin eine Hälfte des Bienenvolks mit der alten Königin den Stock und sucht eine neue Behausung.

Tracht: das gesamte Nahrungsangebot an Honigtau und Nektar, welches die Bienen in den Stock eintragen.

Verdeckelungswachs: dünne Wachsschicht, meist aus frisch ausgeschwitztem Wachs gebildet, womit die Bienen die Honigwaben verschließen. Vor dem Schleudern des Honigs entfernt man mit einer speziellen Entdeckelungsgabel diese Wachsschicht. Verdeckelungswachs ist immer eine Mischung aus Wachs und Honig.

Weiselzelle: eiförmige Zelle, welche das Bienenvolk baut, um darin eine Königinnenlarve heranzuziehen.

Zeidlerei: gewerbsmäßiges Ernten von Honig wild (oder halbwild) lebender Bienenvölker; mittelalterliche Berufsbezeichnung; es gibt Bestrebungen, diese in Mitteleuropa aus ökologischen Gründen in einer extensiven, imkerlichen Betriebsweise, die sich auf das Überleben der Völker in Bäumen oder Baumstümpfen fokussiert, wieder aufleben zu lassen.

Literaturhinweise

Ali, Amira Mohammed; Kunugi, Hiroshi: **Propolis, Bee Honey and Their Components Protect against Coronavirus Desease 2019 (Covid-19).** A Rewiew of In Silico, In Vitro and Clinical Studies. Molecules 2021, 26(5): 1232, PDF-Datei zum Herunterladen über: https://doi.org/10.3390/molecules26051232

Bogdanov, Stefan: **Bienenwachs.** Schweizerisches Zentrum für Bienenforschung, PDF-Datei zum Herunterladen unter www.agroscope.admin.ch

Bogdanov, Stefan: **Gelée royale.** Schweizerisches Zentrum für Bienenforschung, PDF-Datei zum Herunterladen unter: www.agroscope.admin.ch

Bogdanov, Stefan: **Honig als Functional Food.** PDF-Datei zum Herunterladen unter: www.apitherapie.ch

Bogdanov, Stefan: **Propolis.** Schweizerisches Zentrum für Bienenforschung, PDF-Datei zum Herunterladen unter: www.agroscope.admin.ch

Hassenstein, Alexander (Hrsg.): **Bienen in der Waldorfpädagogik.** Ideen – Anregungen – Handreichungen, Pädagogische Forschungsstelle beim Bund der Freien Waldorfschulen e. V.

Horn, Helmut; Lüllmann, Cord: **Der Honig.** Imker, Analytik, Gesetz, Gesundheit, Eigenverlag, Bezug über: immehorn@gmx.de

Jütte, Robert: **Samuel Hahnemann.** Begründer der Homöopathie, dtv Taschenbuch

Klein, Erhard Maria: **Wesensgemäße Bienenhaltung in der Bienenkiste.** Lernen von der Natur – Imkern mit Respekt, pala-verlag

Massei, Karsten: **Die Gaben der Bienen,** Futurum Verlag

Köhler, Gerhard: **Lehrbuch Homöopathie.** Band 1: Grundlagen und Anwendung, Haug Verlag

Maeterlinck, Maurice: **Das Leben der Bienen,** Hofenberg Verlag

Münstedt, Karsten; Hoffmann, Sven: **Bienenprodukte in der Medizin.** Apitherapie nach wissenschaftlichen Kriterien bewertet, Shaker-Verlag

Oldhaver, Mathias: **Gelée Royale.** Gesundheit aus dem Bienenstock, Eubiotika Velag

Potschinkova, Pavlina: **Apitherapie.** Die Heilkraft von Honig und Co., Ehrenwirth Verlag (Nur antiquarisch erhältlich.)

Stauffer, Karl: **Klinische Homöopathische Arzneimittellehre.** Verlag Johannes Sonntag (Nur antiquarisch erhältlich.)

Steiner, Rudolf: **Über das Wesen der Bienen.** Rudolf Steiner Verlag

Seeley, Thomas D.: **Bienendemokratie.** Wie Bienen kollektiv entscheiden und was wir davon lernen können, Fischer-Verlag

Tautz, Jürgen: **Phänomen Honigbiene.** Spektrum Akademischer Verlag

Uccusic, Paul: **Doktor Biene.** Bienenprodukte – ihre Heilkraft und Anwendung, Heyne-Verlag

Wirz, Johannes; Poeplau, Norbert: **Imkern mit der Einraumbeute.** Einfach und wesensgemäß Bienen pflegen, pala-verlag

Zukunftsstiftung Landwirtschaft: **Wege aus der Hungerkrise.** Die Erkenntnisse und Folgen des Weltagrarberichts, Vorschläge für eine Landwirtschaft von morgen, AbL-Verlag, PDF-Datei zum Herunterladen unter: www.altgrarbericht.de

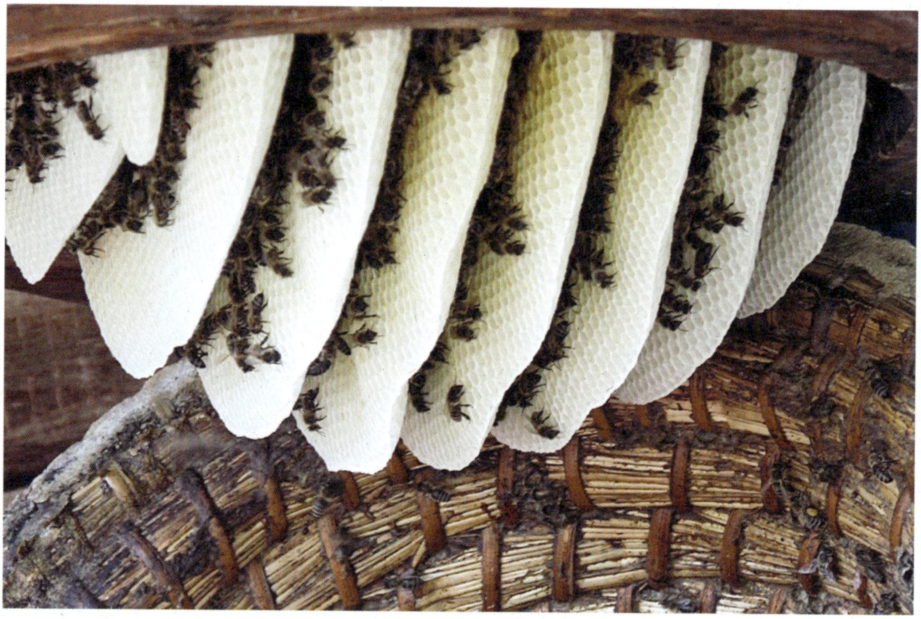

Adressen und Bezugsquellen

Apitherapie

Deutscher Apitherapie Bund e. V.
Weidenbachring 14
82362 Weilheim-Marnbach
www.apitherapie.de

Österreichische Gesellschaft für Apitherapie
Georg-Coch-Platz 3/11a
1010 Wien
www.apitherapie.at

Schweizerischer Apitherapie Verein
Höhenstrasse 46
4533 Riedholz
www.apitherapie.ch

Wesensgemäße Bienenhaltung

Deutschland

De Immen e. V.
Verein für wesensgemäße Bienenhaltung
Franziska Heisinger
An den Tannen 33
23823 Weitewelt/Gemeinde Seedorf
www.de-immen.de

Demeter e. V.
Brandschneise 1
64295 Darmstadt
www.demeter.de

Mellifera e. V.
Initiativen für Biene, Mensch, Natur
Fischermühle 7
72348 Rosenfeld
www.mellifera.de

Österreich

Demeter Imkerei Apis-Z
Wasserzeile 13
3400 Klosterneuburg
www.apis-z.at
(Mellifera-Regionalgruppe, Kurse für wesensgemäße Bienenhaltung und Apitherapie)

Schweiz

AGNI – Arbeitsgruppe naturgemässe Imkerei
Martin Dettli
Gempenring 122
4143 Dornach
www.agni.ch

Forschungsinstitut für biologischen Landbau (FiBL) Schweiz
Ackerstrasse 113
5070 Frick
www.fibl.org

Bezugsquellen

Deutschland

Imkerei Susanne Weirich
Iptestal 14
67466 Lambrecht (Pfalz)
www.demeter.de/users/21106
(Wabenhonig auf Vorbestellung)

Maienfelser Naturkosmetik Manufaktur
Brettacher Straße 5
71543 Maienfels
www.maienfelser-naturkosmetik.de
(Weihrauch- und Myrrhenharz)

Imkerei Goldwerk
Florian Hamel
Bahnhofstraße 71
71665 Vaihingen/Enz
goldwerk.online
(Honig, Rohpropolis)

Mellifera e. V. – Onlineshop
Fischermühle 7
72348 Rosenfeld
www.mellifera.de
(Bienenprodukte, Literatur)

beegut GmbH
Industriestraße 10
73489 Jagstzell
www.beegut.de
(Bienenprodukte, z. B. Bienenbrot/Perga)

Österreich

Honig & Co.
Imkerei Meisterbetrieb
Verena Hagelkruys
Fahndorf 87
3710 Ziersdorf
www.honigco.at
(Bienenprodukte, z. B. Bienengift)

Niederlande

Miron Violettglass
Stephensonstraat 57
7903 AS Hoogeveen
www.mironglas.com
(Violettglas für Naturprodukte)

Weitere Adressen

Sa bienen Imkerei
Sabine Bergmann
Schloss Hamborn
Roeinghstraße 86
33102 Paderborn
www.sabienenimkerei.de
(Korbflechte- und Zeidlerkurse)

Bieneninstitut Kirchhain
Erlenstraße 9
35274 Kirchhain
www.bieneninstitut-kirchhain.de

Deutsches Bienenmuseum Weimar
Ilmstraße 3
99425 Weimar
www.fv-bienenmuseum.de

Verzeichnis der Rezepte

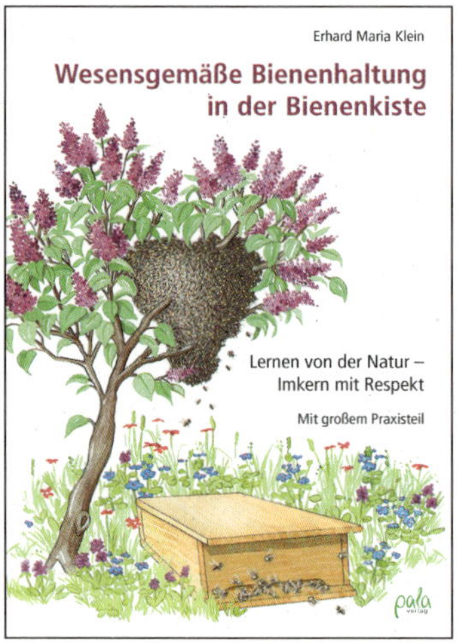

Erhard Maria Klein:
Wesensgemäße Bienenhaltung in der Bienenkiste
ISBN: 978-3-89566-341-3

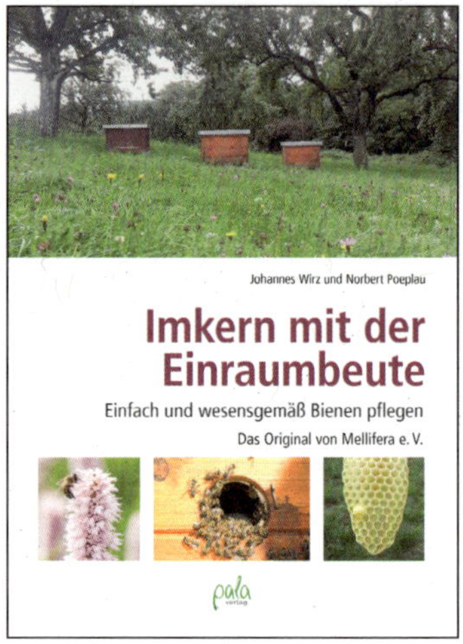

Johannes Wirz und Norbert Poeplau:
Imkern mit der Einraumbeute
ISBN: 978-3-89566-402-1

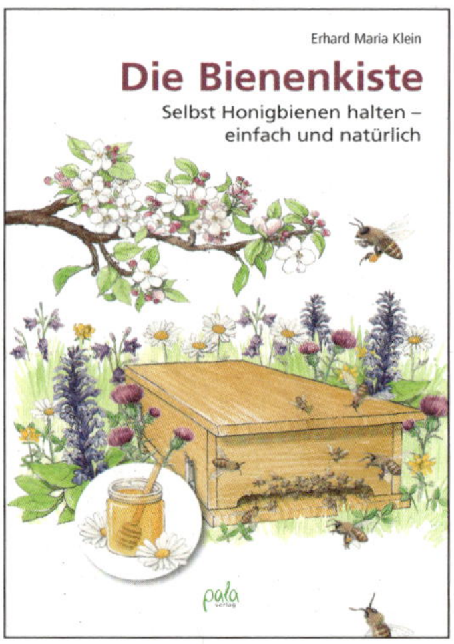

Erhard Maria Klein:
Die Bienenkiste
ISBN: 978-3-89566-309-3

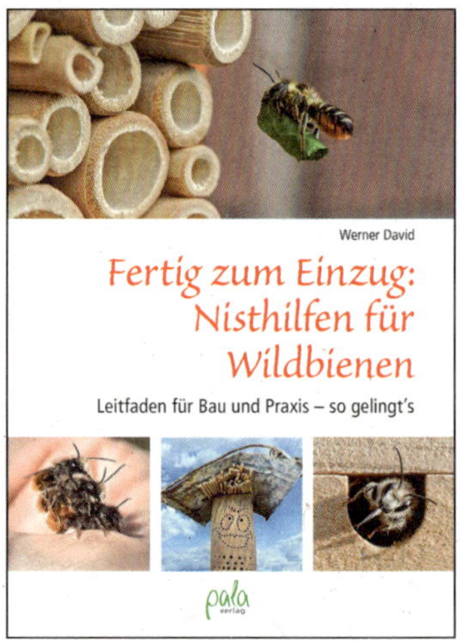

Werner David:
Fertig zum Einzug: Nisthilfen für Wildbienen
ISBN: 978-3-89566-358-1

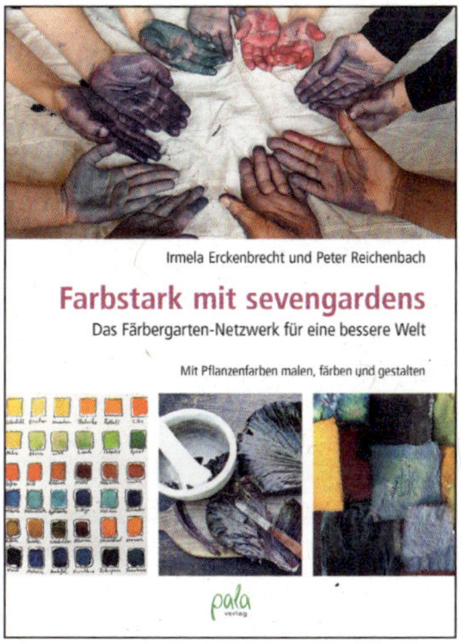

Irmela Erckenbrecht und
Peter Reichenbach:
Farbstark mit sevengardens
ISBN: 978-3-89566-370-3

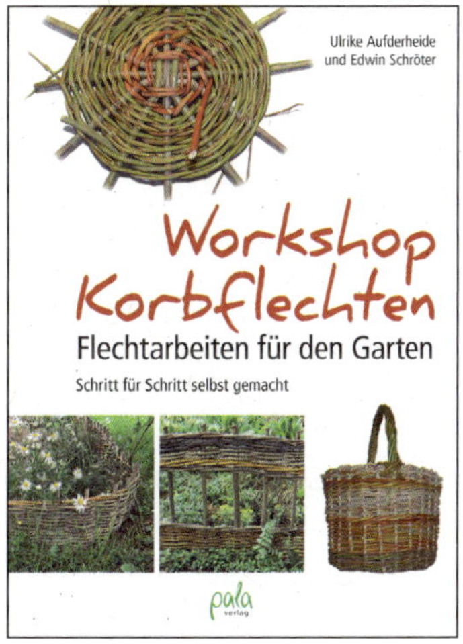

Ulrike Aufderheide und
Edwin Schröter:
Workshop Korbflechten
ISBN: 978-3-89566-369-7

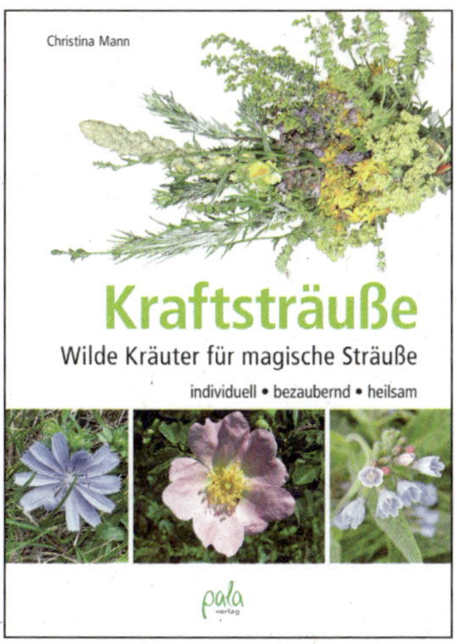

Christina Mann:
Kraftsträuße
ISBN: 978-3-89566-354-3

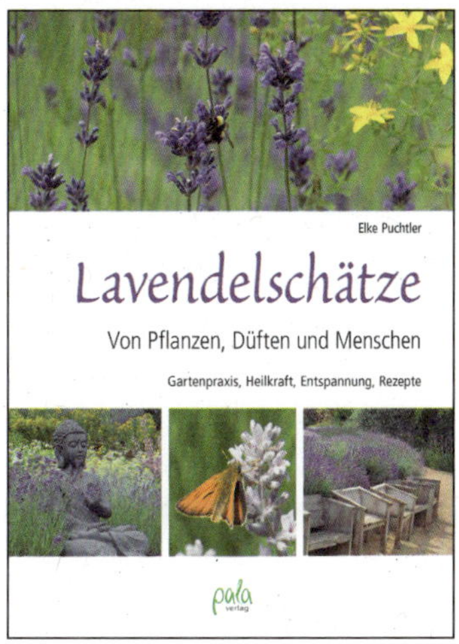

Elke Puchtler:
Lavendelschätze
ISBN: 978-3-89566-377-2

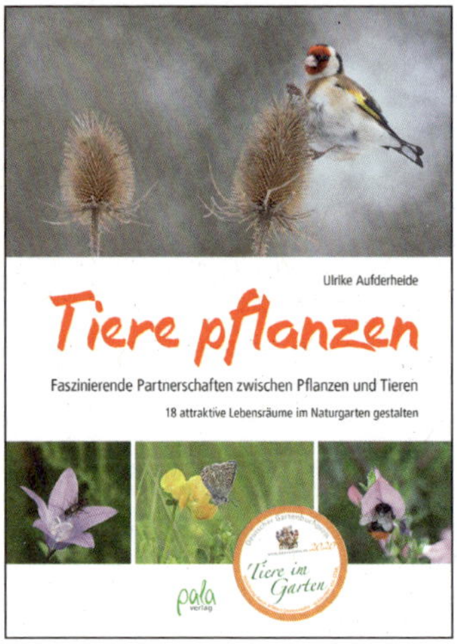

Ulrike Aufderheide:
Tiere pflanzen
ISBN: 978-3-89566-388-8

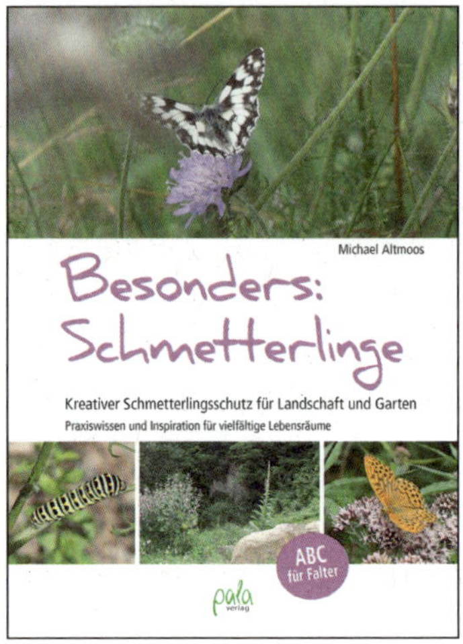

Michael Altmoos:
Besonders: Schmetterlinge
ISBN: 978-3-89566-408-3

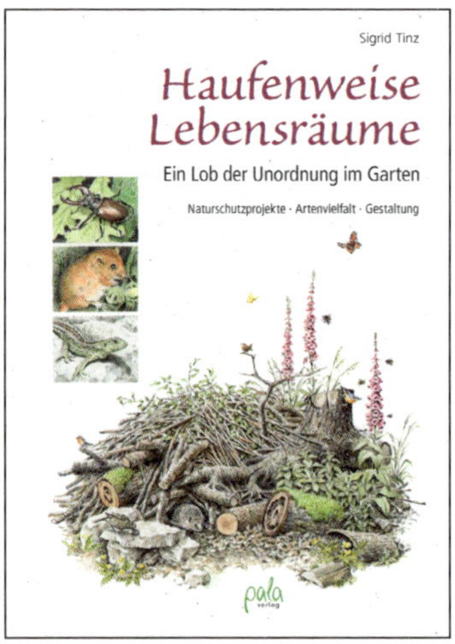

Sigrid Tinz:
Haufenweise Lebensräume
ISBN: 978-3-89566-389-5

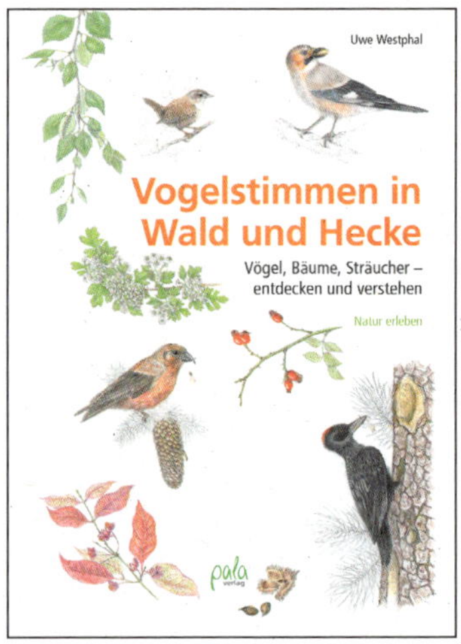

Uwe Westphal:
Vogelstimmen in Wald und Hecke
ISBN: 978-3-89566-416-8

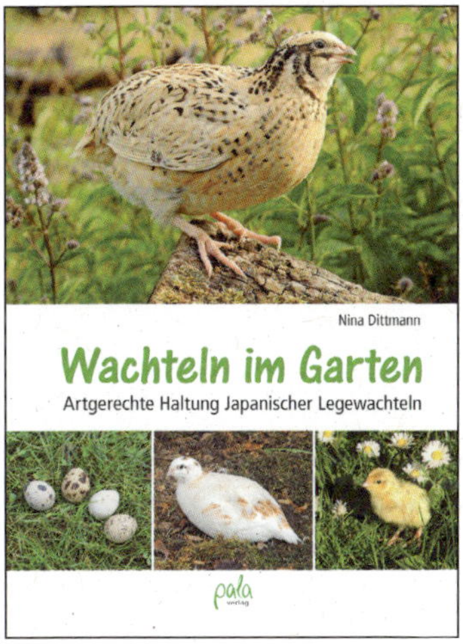

Nina Dittmann:
Wachteln im Garten
ISBN: 978-3-89566-391-8

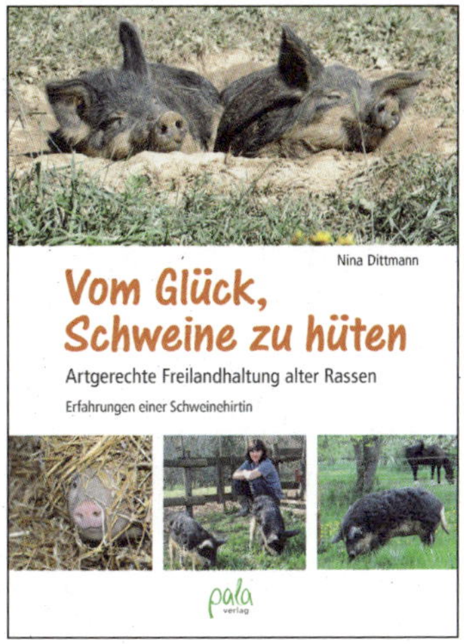

Nina Dittmann:
Vom Glück, Schweine zu hüten
ISBN: 978-3-89566-360-4

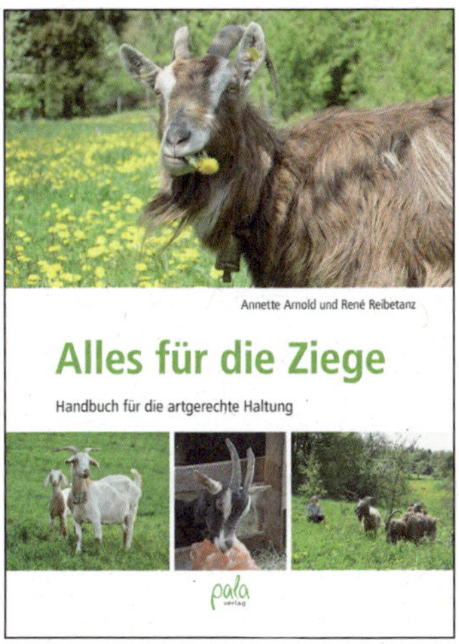

Annette Arnold und
René Reibetanz:
Alles für die Ziege
ISBN: 978-3-89566-383-3

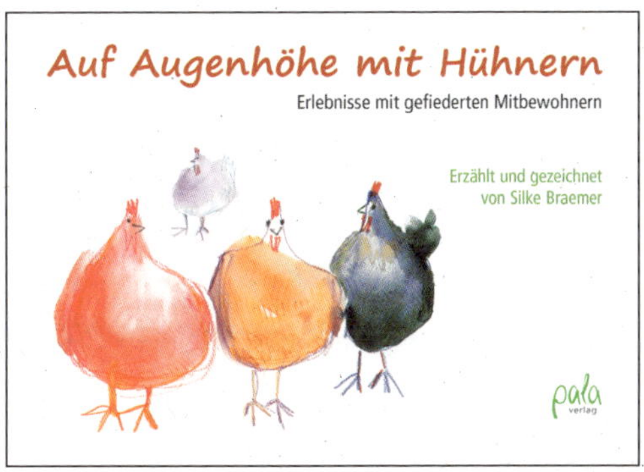

Silke Braemer:
Auf Augenhöhe mit Hühnern
ISBN: 978-3-89566-397-0

Gesamtverzeichnis bei:
pala-verlag, Am Molkenbrunnen 4, 64287 Darmstadt, www.pala-verlag.de

ISBN: 978-3-89566-426-7

Am Molkenbrunnen 4, 64287 Darmstadt
www.pala-verlag.de

Bildnachweis:

Umschlagfotos: Norbert Poeplau

Seiten 12, 145: Ralph März
Seite 59 (oben links): Ruckszio/adobe stock
Seiten 59 (oben Mitte und rechts, unten links), 60: Christina Mann
Seite 59 (unten Mitte): JRG/adobe stock
Seite 59 (unten rechts): Mathias Karner/adobe stock
Seite 62: Julien Rondez/adobe stock
Seite 77: mirkograul/adobe stock
Seite 81: Szasz-Fabian Erika/adobe stock
Seite 102: Franziska Bächtle
Seite 104: Gudrun Lauscher
Seite 118 (rechts): Ingo Arndt
Seite 128: Michael Altmoos
Seite 136: Mellifera e. V.
Seite 141: Agnes Pahler
alle anderen Fotos: Norbert Poeplau

Lektorat: Barbara Reis

Satz und Gestaltung: Die Werkstatt-Medien Produktion GmbH, Göttingen
www.werkstatt-produktion.de

Druck und Bindung: Beltz Grafische Betriebe GmbH, Bad Langensalza
www.beltz-grafische-betriebe.de
Printed in Germany

Gedruckt auf
100% Recyclingpapier